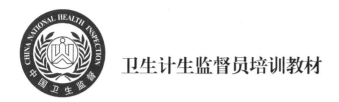

卫生计生监督员培训教材

卫生计生
监督基础分册

国家卫生计生委卫生和计划生育监督中心　组织编写

主　　编　胡　光　高小蔷

副 主 编　卢　伟　达庆东　陈　刚

执行主编　吴建军　张鸿斌

编　　委（以姓氏笔画为序）

　　　　　王正飞　王绍鑫　卢中南　达庆东

　　　　　刘瑾奕　李锡玲　谷　力　张　帆

　　　　　陈　刚　范　稷　徐庆华　蓝小云

编　　务　刘　昊　乔淑英　黄　静

人民卫生出版社

图书在版编目（CIP）数据

卫生计生监督员培训教材. 卫生计生监督基础分册 /
国家卫生计生委卫生和计划生育监督中心组织编写.
—北京：人民卫生出版社，2018

ISBN 978-7-117-27434-0

Ⅰ. ①卫… Ⅱ. ①国… Ⅲ. ①卫生工作 - 执法监督 -
中国 - 岗位培训 - 教材 ②计划生育 - 执法监督 - 中国 -
岗位培训 - 教材 Ⅳ. ①D922.16

中国版本图书馆 CIP 数据核字（2018）第 224965 号

人卫智网	www.ipmph.com	医学教育、学术、考试、健康， 购书智慧智能综合服务平台
人卫官网	www.pmph.com	人卫官方资讯发布平台

卫生计生监督员培训教材
卫生计生监督基础分册

组织编写：国家卫生计生委卫生和计划生育监督中心
出版发行：人民卫生出版社（中继线 010-59780011）
地　　址：北京市朝阳区潘家园南里 19 号
邮　　编：100021
E - mail：pmph @ pmph.com
购书热线：010-59787592　010-59787584　010-65264830
印　　刷：三河市博文印刷有限公司
经　　销：新华书店
开　　本：710×1000　1/16　　印张：9
字　　数：166 千字
版　　次：2018 年 12 月第 1 版　2018 年 12 月第 1 版第 1 次印刷
标准书号：ISBN 978-7-117-27434-0
定　　价：32.00 元

打击盗版举报电话：010-59787491　E-mail：WQ @ pmph.com
（凡属印装质量问题请与本社市场营销中心联系退换）

前　言

　　卫生计生执法监督是深入推进依法行政、有效推动法治政府建设、推进治理能力现代化，维护人民健康的重要保障。党的十九大提出实施健康中国战略，为人民群众提供全方位全周期的健康服务。为更好地服务健康中国战略，培养监督员的专业能力和专业精神，增强基层执法监督队伍适应新时代中国特色社会主义的发展要求，规范卫生计生执法行为，推进综合监督执法，国家卫生计生委卫生和计划生育监督中心为基层执法监督人员组织编写了卫生计生监督培训系列教材。

　　《卫生计生监督员培训教材——卫生计生监督基础分册》是基层卫生监督员培训系列教材之一。教材以相关卫生计生监督网络课程讲义为基础，经多年培训实践修订而成。全书共十一章，以卫生计生法律基础为开篇、包括了卫生计生行政许可、监督检查、处罚、行政强制、监督采样与现场快速检测、重大事件的卫生计生监督等行政执法行为的内容，涵盖了卫生计生监督证据的运用、信息报告与档案管理、卫生标准、卫生计生行政执法文书等开展卫生计生监督必须掌握的操作性内容。

　　本教材在编写过程中，得到了国家卫生计生委综合监督局、上海市卫生和计划生育委员会监督所和卫生计生监督基础培训教研组的大力支持，在此表示诚挚感谢！

　　由于水平有限，本教材难免有错漏和不妥之处，敬请批评指正。

编　者

2018 年 8 月

目　录

第一章

卫生计生法律基础

第一节 概 述

一、卫生计生法的概念

卫生计生法是指由国家制定或认可,并由国家强制力保证实施的、旨在调整保护人体健康活动中形成的各种社会关系的法律规范的总称。卫生计生法是由一系列调整卫生计生社会关系的法律规范所构成的。目前,我国的卫生计生法律规范分两大组成部分,一部分是在专门制定的卫生计生法律、行政法规和规章中,另一部分是散在于其他方面的法律、行政法规和规章中。

二、卫生计生法的特征

(一)卫生计生法是行政法律规范和民事法律规范相结合的法律

从卫生计生法的内容上看,卫生计生法是一种行政法律规范和民事法律规范相结合的法律。卫生计生法以调整卫生计生社会关系为主要内容。卫生计生社会关系既存在于卫生机构、卫生人员与卫生计生行政部门之间,也存在于卫生机构内部管理层与卫生人员之间;既存在于卫生计生行政部门与企事业单位、社会团体和公民之间,也存在于卫生机构、卫生人员与患者之间,当然还存在于其他产生卫生计生社会关系的主体之间。例如,卫生机构和卫生人员提供卫生服务时,其与患者的关系多是由行政法律规范来调整的,但这并不妨碍医患关系受民事法律规范的制约。医疗机构及其医务人员侵害患者权利的行为要承担一定的民事赔偿责任,对严重的侵权行为还要追究相应的刑事责任。

(二)卫生计生法是在医学发展演变基础上逐步形成的专门法律

从卫生计生法的发展过程来看,卫生计生法是在医学发展演变基础上逐步形成的一种专门法律。卫生计生法既是法律的一个分支,又与医学密切相

1

关，是法学与医学相结合的产物。因此，卫生计生法具有很强的技术性。医学的进步为卫生计生法的发展提供了广阔的空间，而卫生计生法的发展则推动了社会文明的进程。从医学实践中总结出来的反映客观规律的医学技术成果是卫生计生法的立法依据，也是卫生计生法的实施手段。离开了医学技术，卫生计生法是难以生存和发展的。而卫生计生法的技术性，一方面要求人们要了解卫生计生法的具体内容，另一方面要求人们要具有一定的医学知识。否则，就无法熟悉卫生计生法、遵守卫生计生法和使用卫生计生法。

（三）卫生计生法是强制性规范与任意性规范相结合的法律

从卫生计生法的规范性质上看，卫生计生法是一种强制性规范与任意性规范相结合的法律。卫生计生法中的规定，既有强制性的，也有非强制性的，但以强制性的规范为主。在现代社会，卫生已在商品经济活动中占有重要地位，它影响着社会生活的各个方面。所以，卫生计生法作为调整卫生计生社会关系的专门法律，具有鲜明的国家干预性，其目的是为了保证卫生计生行政部门有效地行使职权，以维护社会安全和卫生计生秩序，保障公民健康。当然，卫生计生法在突出强制性规范的同时，按照当事人自主原则，也允许人们在规定范围内自行选择或者协商确定为还是不为、为的方式以及法律关系当中具体的权利和义务。卫生计生法中有"可以"条款，对这些条款，管理相对人可以选择，也可以放弃适用。

（四）卫生计生法是具有一定国际性的国内法

卫生计生法虽然在本质上属于国内法，但由于对卫生本身共性的、规律性的普遍要求，特别是随着各国之间人员往来和贸易与合作的快速发展，任何一个国家或地区都不可能置身于世界之外，而只能从自身利益的互补性出发，去适应世界经济一体化的发展趋势。因此，各国卫生计生法在保留其个性的同时，都比较注意借鉴和吸收各国通行的卫生规则，使得与经济发展密切相关的卫生计生法具有明显的国际性。

三、卫生计生法的调整对象

卫生计生法调整的对象是卫生计生社会关系。卫生计生社会关系是多种多样的，但从法律性质上分，主要是两类，一类是卫生计生行政关系，另一类是卫生计生民事关系。卫生计生行政关系，是指经卫生计生法确认，具有行政意义上的权利义务内容的关系。卫生计生行政关系是在卫生计生管理活动中产生的，在通常情况下，卫生计生行政部门总是卫生计生行政关系的一方。例如卫生计生监督关系是一种典型的卫生计生行政关系。卫生计生民事关系，是指经卫生计生法确认，具有民事意义上的权利义务内容的关系。卫生计生民事关系是在卫生计生服务过程中发生的,卫生计生民事关系主体的法律地位是平等的。例如医患关系是一种典型的卫生计生民事关系。

四、卫生计生法的渊源

卫生计生法的渊源亦称卫生计生法的法源,是指卫生计生法律规范的各种具体表现形式。我国卫生计生法的表现形式主要是:

(一)宪法

宪法是国家的根本大法,其所规定的内容是社会和国家生活中最根本的问题,是国家一切立法的基础,也是我国卫生计生法的基本渊源。我国宪法有关卫生计生的规定主要有:国家发展医疗卫生事业;发展现代医药和我国传统医药;举办各种医疗卫生设施,开展群众性卫生活动;推行计划生育;发展社会保险、社会救济和医疗卫生事业;保护婚姻、家庭、妇女和儿童的合法权益等。

(二)卫生计生法律

我国的卫生计生法律由全国人大常委会制定的,它们是:《中医药法》《食品安全法》《传染病防治法》《执业医师法》《母婴保健法》《人口与计划生育法》《献血法》《精神卫生法》《职业病防治法》和《药品管理法》等。此外,《刑法》《劳动法》《婚姻法》《侵权责任法》等法律中有关卫生计生的条款也是卫生计生法的渊源。

(三)卫生计生法规

卫生计生法规是以宪法和卫生计生法律为依据,针对某一特定的调整对象而制定的、比较全面系统的规定。它分为卫生计生行政法规和卫生计生地方性法规。卫生计生行政法规是由国务院根据宪法和法律就下列事项作出规定:①为执行卫生计生法律的规定需要制定行政法规的事项;②行使领导和管理卫生计生工作职权的事项。卫生计生地方性法规是由省、自治区、直辖市,各省、自治区人民政府所在地和经国务院批准较大的市的人民代表大会及其常务委员会根据本行政区域的具体情况和实际需要制定的卫生计生方面的规定。

卫生计生行政法规的名称一般称"条例",也可以称"规定""办法"等。

(四)卫生计生规章

卫生计生规章是卫生计生法律和法规的补充,从制定的程序和发布的形式看有3种类型:第一种是国家卫生计生部门制定发布的;第二种是由国家卫生计生部门与其他部门联合制定发布的;第三种是由各省、自治区、直辖市以及各省、自治区人民政府所在地和经国务院批准的较大城市的人民政府,根据卫生计生法律制定的地方卫生计生规章。

卫生计生规章的名称一般称为"规定""办法",但不得称为"条例"。

（五）卫生计生自治条例和单行条例

民族自治地方的人民代表大会有权依照当地民族的政治、经济和文化的特点,对法律和行政法规的规定作出变通规定,制定自治条例和单行条例,但不得违背法律或者行政法规的基本原则,不得对宪法和民族区域自治法的规定以及其他有关法律、行政法规专门就民族自治地方所作的规定作出变通规定。

（六）国际卫生条约

国际卫生条约,是指由我国与外国签订的或我国批准、承认的某些国际条约。它可由全国人大常委会决定同外国缔结卫生条约和卫生协定,或由国务院按职权范围同外国缔结卫生条约和协定。这些国际卫生条约和协定,除我国声明保留的条款外,对我国产生约束力,如《国际卫生条例》《烟草控制框架公约》等。

（七）技术性法规

由于医疗卫生工作的技术性特征,我们将技术性法规也视为卫生计生法的重要渊源。技术性法规包括医疗技术规范、操作规程和卫生标准等,是从事卫生监督、监测和管理,进行医学诊断和治疗的准则。

五、卫生计生法的分类和体系

我国卫生计生法按照法律层级,可以分为卫生计生法律、卫生计生法规和卫生计生规章。按照卫生计生行政执法领域,可以分为：①公共场所卫生、生活饮用水卫生、学校卫生及消毒产品和涉及饮用水卫生安全产品监督管理法律规范；②医疗机构、采供血机构及其从业人员执业监督管理法律规范；③医疗卫生机构放射诊疗、职业健康检查和职业病诊断监督管理法律规范；④医疗机构、采供血机构、疾病预防控制机构传染病疫情报告、疫情控制、消毒隔离、医疗废物处置、菌（毒）种监督管理法律规范；⑤母婴保健机构、计划生育技术服务机构和从业人员监督管理法律规范。

在现行卫生计生法律法规的基础上,按照调整的对象,我国逐步形成了由公共卫生和预防保健法律制度、医疗机构和卫生技术人员管理法律制度、与人体健康相关产品管理法律制度、传统医学保护法律制度、卫生公益事业法律制度构成的卫生计生法体系。

六、卫生计生法律关系

卫生计生法律关系,是指由卫生计生法律规范调整的、人们在卫生计生活动中所形成的权利和义务关系。

卫生计生法律关系是一种纵横交错的法律关系。所谓纵向卫生计生法律关系,是指国家机关在实施卫生计生管理中,与企事业单位、社会组织和公民之间发生的组织、计划、指挥、调节和监督等隶属关系。这种关系可分为社会管理关系和内部管理关系。前者是指在整个社会范围内的管理关系,如公共卫生管理、医疗执业管理等;后者是指一个单位内部的管理关系,如医疗机构内部工作人员管理等。所谓横向卫生计生法律关系,是指医疗、预防、保健机构同国家机关、企事业单位、社会组织和公民之间,在医疗卫生服务过程中所发生的权利义务关系。在这种服务关系中,双方当事人的地位是完全平等的,每一方当事人既享有一定的权利,又承担一定的义务,而且双方当事人所享有的权利和承担的义务又是对等的。如医院有义务向患者提供一定的医疗服务,并有获得一定经济报酬的权利,患者则有义务向医院支付一定的诊疗费用,并有获得相应的医疗护理的权利。

卫生计生法律关系由主体、内容和客体 3 个要素构成,在每一个具体的卫生计生法律关系中,不管缺少了其中哪一个要素,卫生计生法律关系都无法产生和继续存在。卫生计生法律关系的主体,是指卫生计生法律关系的参加者,亦即在卫生计生法律关系中享有权利并承担义务的当事人,包括国家卫生计生行政部门、医疗卫生单位、企事业单位、社会团体和公民。而卫生计生行政部门和医疗卫生机构是卫生计生法律关系中最主要的主体。卫生计生法律关系的内容,是指卫生计生法律关系的主体依法所享有的权利和承担的义务。卫生计生法律关系的客体,是指当事人的权利、义务所指向的对象(标的),包括公民的生命健康权利、行为和物等。

七、卫生计生法律责任

卫生计生法律责任,是指行为人由于不履行或拒绝履行卫生计生法所确定的义务,侵犯了他人健康权利而应承担的法律后果。

卫生计生法律责任具有以下特点:①它与违法行为相联系,只有某种违法行为存在,才能追究其法律责任;②它的内容是法律明确规定的,有关卫生计生法律都明确具体地规定了什么样的违法行为应承担什么样的法律责任;③它具有国家强制性,由国家司法机关和国家授权的行政机关依法追究法律责任,并由国家强制力保证其执行。

依照卫生计生违法行为的性质、情节、动机和危害程度,卫生计生法律责任分为行政责任、民事责任和刑事责任。

(一)行政责任

行政责任是指医疗机构工作人员或从事与卫生事业有关的企事业单位和工作人员或公民违反卫生计生法中有关卫生计生行政管理方面的规范,尚未构成犯罪,而应承担的法律责任。根据我国现行卫生计生行政管理法规的规定,追究卫生计生行政责任的形式有行政处罚和行政处分两种。

行政处罚是指卫生计生行政部门和授权的卫生计生监督机构对违反卫生计生行政管理法规的单位和个人的一种行政制裁。根据《中华人民共和国行政处罚法》(以下简称《行政处罚法》)和我国现行卫生计生法律、法规、规章的规定,卫生计生行政处罚的种类主要有:警告、罚款、没收违法所得、没收非法财物、责令停产停业、暂扣或吊销有关许可证等。

行政处分是指有管辖权的国家机关或企事业单位的行政领导对所属一般违法失职人员所给予的一种行政制裁。行政处分的种类有警告、记过、记大过、降级、撤职、开除6种。

(二)民事责任

民事责任是指医疗机构和卫生计生工作人员或从事与卫生计生事业有关的机构违反卫生计生法律规定,侵害公民的健康权利或其他权利时,应向受害人承担的法律责任。

违反卫生计生法的民事责任主要是弥补受害一方当事人的损失,它以赔偿责任为主要形式,即是一种侵权损害赔偿责任。

(三)刑事责任

刑事责任是指行为人实施刑事法律禁止行为而应承担的法律责任。卫生计生法律、法规对于刑事责任的规定,是直接引用刑法中的有关条款的规定。如我国刑法设有"危害公共卫生罪"一节,规定了妨害传染病防治罪,传染病菌种、毒种扩散罪,妨害国境卫生检疫罪,非法组织卖血罪,强迫卖血罪,非法采集、供应血液、制作、供应血液制品罪,采集、供应血液、制作、供应血液制品事故罪,医疗事故罪,非法行医罪,非法进行节育手术罪,妨害动植物防疫、检疫罪等。

根据我国刑法规定,实现刑事责任的方法是刑罚。刑罚是我国审判机关依照刑法的规定,剥夺犯罪人某种权益的一种强制处分。它包括主刑和附加刑,主刑有:管制、拘役、有期徒刑、无期徒刑、死刑,它们只能单独适用。附加刑有:罚金、剥夺政治权利、没收财产,它们可以附加适用,也可以独立适用。对于犯罪的外国人,还可以独立适用或附加适用驱逐出境。

第二节 卫生计生法的制定和实施

一、卫生计生法的制定

卫生计生法的制定是指有立法权的国家机关依照法定的权限和程序,制定、认可、修改、补充或废止规范性卫生计生法律文件的活动。它既包括拥有国家立法权的国家机关制定卫生计生法律的活动,也包括依法授权的其他国家机关制定从属于法律的各种卫生计生法律规范的活动。

卫生计生法的制定必须依照法定程序进行。程序是立法质量的重要保证,是民主立法的保障。卫生计生法律的制定包括以下程序:

（一）卫生计生立法的准备

卫生计生立法的准备主要包括:编制卫生计生立法规划、作出卫生计生立法决策、起草卫生计生法律案等。

（二）卫生计生法律案的提出

卫生计生法律案的提出是指享有法律案提案权的机关或个人向立法机关提出的关于制定、修改、废止某项卫生计生法律的正式提案。根据我国立法法的规定,有权提出法律案的,一是全国人大代表30人以上或一个代表团可以向全国人大提出法律案,或全国人大常委10人以上可以向全国人大常委会提出卫生计生法律案;二是全国人大主席团、全国人大常委会可以向全国人大提出卫生计生法律案,全国人大各专门委员会可以向全国人大或人大常委会提出卫生计生法律案;三是国务院、中央军事委员会、最高人民检察院、最高人民法院可以向全国人大及其常务委员会提出法律案。

（三）卫生计生法律草案的审议

卫生计生法律案列入议程以后,有权机关或者有权机关委托专家起草卫生计生法律草案。卫生计生法律草案要经过全国常委会会议审议或全国人大教科文卫委员会、法律委员会审议等。列入常委会会议议程的卫生计生法律草案,全国人大教科文卫委员会、法律委员会和常委会工作机构应当听取各方面的意见。对于重要的卫生计生法律草案,经委员长会议决定,可以将卫生计生法律草案公布,向社会征求意见。

（四）卫生计生法律案的表决、通过

卫生计生法律案提请全国人大常委会3次审议后,由常委会全体会议投票表决,以全体组成人员的过半数通过。

（五）卫生计生法律的公布

获全国人大常委会通过的卫生计生法律,由国家主席以主席令的形式公布,使社会各界周知,便于熟悉并遵照执行。卫生计生法律的公布是卫生计生立法的最后一步,是卫生计生法律生效的前提。法律通过后,凡是未经公布的,均不发生法律效力。

二、卫生计生法的实施

卫生计生法的实施是指通过一定的方式使卫生计生法律规范在社会生活中得到贯彻和实现的活动。卫生计生法的实施过程,是把卫生计生法的规定转化为主体行为的过程,是卫生计生法作用于社会关系的特殊形式。卫生计生法的实施具体表现为卫生计生法的适用。

（一）卫生计生法的适用

卫生计生法的适用有广义和狭义之分。广义的卫生计生法的适用,是指国家机关和法律、法规授权的社会组织依照法定的职权和程序,行使国家权力,将卫生计生法律规范运用到具体人或组织,用来解决具体问题的一种专门活动。它包括卫生计生行政部门以及法律、法规授权的组织依法进行的卫生计生执法活动和司法机关依法处理有关卫生计生违法和犯罪案件的司法活动。狭义的卫生计生法的适用,仅指司法活动。这里指的是广义的卫生计生法的适用。

（二）卫生计生法适用的一般规则

卫生计生法适用的一般规则,是指卫生计生法律规范之间发生冲突时如何选择适用卫生计生法律规范的问题。卫生计生法适用的一般规则主要有:

1. 上位法优于下位法　法的位阶是指法的效力等级。效力等级高的是上位法,效力等级低的就是下位法。上位法优于下位法应当把握:①上下位法都有规定,规定不一致,优先使用上位法;②上下位法都有规定,规定一致,选择适用;③上位法没有规定,适用下位法(规章需要考虑合法性)。但是,上位法优于下位法的适用是有一定条件的,即当下位法与上位法相抵触,则下位法无效。如果下位法的制定根据上位法的授权或下位法是对上位法的实施性规定并且没有违反上位法的规定,则会出现上位法优于下位法适用规则的例外,即下位法的优先适用。

2. 特别法优于一般法　特别法优于一般法,即"特别规定优于一般规定"。同一机关制定的卫生计生法律、卫生计生行政法规、地方性卫生计生法规、卫生自治条例和单行条例、卫生计生规章,特别规定与一般规定不一致的,适用特别规定。

3. 新法优于旧法　即"新的规定优于旧的规定"。同一机关制定的卫生计生法律、卫生计生行政法规、地方性卫生计生法规、卫生自治条例和单行条例、卫生计生规章,新的规定与旧的规定不一致的,适用新的规定。其前提是新旧规定都是现行有效的,该适用哪个规定,采取从新原则。这与法的溯及力的从旧原则是有区别的。法的溯及力解决的是新法对其生效以前发生的事件和行为是否适用的问题。

4. 不溯及既往　任何卫生计生法律规范都没有溯及既往的效力,但为了更好地保护公民、法人和其他组织的权利和利益而作的特别规定除外。

第三节　卫生计生具体行政行为

一、卫生计生具体行政行为的概念

以行政行为实施的对象及适用力的不同为标准可将行政行为划分为抽象行政行为和具体行政行为。

卫生计生抽象行政行为,是指卫生计生行政主体针对特定的事项而不特定的相对人实施的行政行为。包括卫生计生行政主体制定行政法规和行政规章的行为,也包括卫生计生行政主体制定行政措施,发布行政命令、通告、通知、决议、决定的行为等。

卫生计生具体行政行为,是指卫生计生行政部门依法就特定事项对特定的相对人的权利义务做出的行政职权行为。

这一概念有以下几层含义:①卫生计生具体行政行为必须由依法取得卫生计生行政主体资格的卫生计生行政部门和法律法规授权的组织及其工作人员做出;②卫生计生具体行政行为是卫生计生行政主体行使卫生计生行政职权、履行卫生计生行政职责、进行卫生计生行政管理活动的行为;③卫生计生行政主体实施卫生计生具体行政行为必须在法律授予的主管权、管辖权的范围内,按照法律规定的程序和要素进行;④卫生计生具体行政行为应当具有行政法律意义,能够产生行政法律后果,主要表现为对行政相对人的具体权利、义务的影响。

二、卫生计生具体行政行为的特征

(一)行政行为的共同特征

卫生计生具体行政行为是卫生计生行政权力的具体体现,具有一般行政行为的共同特征。

1. 从属法律性　任何卫生计生具体行政行为均需有法律依据,具有从属法律性,没有法律的明确规定和授权,卫生计生行政主体不得做出任何行政行为。这一点与对公民、组织的要求是不同的。公民、组织只要不做法律禁止的事情即为守法、合法,而卫生计生行政主体则只能做法律明文规定或授权其做的事情。

2. 自由裁量性　做出卫生计生具体行政行为必须要有法律根据,并不意味着卫生计生行政主体只能按照法律的设计亦步亦趋,没有任何的主动性。任何一种法律规定在调整其对应的社会关系时都不可能将所有的细节予以规定,况且法律具有相对稳定性,而社会卫生事务有较大的变动性,如果不赋予卫生计生具体行政行为一定的自由裁量空间,社会的卫生计生行政管理就有可能陷于被动。因此,法律一般都赋予卫生计生具体行政行为一定程度和范围的自由裁量权。

卫生计生具体行政行为的从属法律性和自由裁量性两方面并不是对立的,而是矛盾统一的。裁量要求是在法律范围内的裁量,根据立法精神和立法目的客观、适度地执行法律,从而能够更好地管理社会卫生事务。

3. 单方意志性 卫生计生行政主体与行政相对人之间形成的卫生计生法律关系是一种管理与被管理的关系。卫生计生行政主体依照自己的单方意志实施卫生计生具体行政行为时,不需要与行政相对人协商或征得其同意即可依法自主作出决定。

4. 国家强制性 卫生计生具体行政行为是卫生计生行政主体代表国家单方面进行的管理卫生事务的活动,是国家意志的体现,具有国家强制性。对于卫生计生行政主体作出的各类行政处理决定,在符合一定的条件下,可以强制行政相对人执行。

(二)行政行为的专有特征

此外,由于卫生计生具体行政行为是行政行为中的一个专门领域,又具有自身的特点,主要是:

1. 专业性和技术性 卫生计生法律规范多是涉及公民生命健康权的医疗卫生方面的事项,其在制定过程中注入了大量的卫生计生技术规范与卫生计生技术标准。卫生计生行政主体在做出卫生计生具体行政行为时,为确保卫生计生法律规范的正确、有效实施,就必须具有相应的医药卫生技术知识和能力,具有具备专门知识和专业技能的工作人员,具备相应的设施;就必须遵循卫生计生法律规范和医药卫生技术规范,显示出较强的专业性和技术性。

2. 社会性和协同性 社会卫生计生事务范围十分广泛,几乎遍及社会各个领域,关系到每一个人的生老病死;社会卫生计生事务管理活动也是一项系统工程。因此,卫生计生具体行政行为往往涉及人、事、机构,错综而复杂;需要社会、医疗卫生机构、公众的联动与协调,显示出社会性和协同性的特征。

三、卫生计生具体行政行为的种类

对卫生计生具体行政行为进行分类不仅有利于认识各种卫生计生具体行政行为的特征,也有利于分析各种卫生计生具体行政行为的构成要件,以不同标准认定不同卫生计生具体行政行为的合法性。卫生计生具体行政行为根据不同的标准,可以有不同的分类,具体分类如下:

（一）羁束行政行为和自由裁量行政行为

这是根据卫生计生具体行政行为受卫生计生法律规范拘束程度的不同所作的分类。

1. 羁束行政行为　羁束行政行为是指卫生计生立法对具体行政行为的范围、方式、程序、手段、种类、幅度等条件作出严格规定，卫生计生行政主体采取时基本没有选择余地的行为。

2. 自由裁量行政行为

自由裁量行政行为是指卫生计生立法对卫生计生具体行政行为的范围、方式、程序、手段、种类、幅度等方面给予卫生计生行政主体裁量余地的行为。

（二）依职权行政行为和依申请行政行为

这是按照卫生计生行政主体的卫生计生具体行政行为方式所作的分类。

1. 依职权行政行为　依职权行政行为是指卫生计生行政主体依据法定职权主动实施，而无需行政相对人申请的行政行为，也称为主动卫生计生行政行为或积极的卫生计生行政行为。例如，卫生计生行政主体对违反公共场所卫生监督管理的违法行为人进行罚款、责令停业整顿、吊销卫生许可证等行政处罚行为。

2. 依申请行政行为　依申请行政行为是指卫生计生行政主体必须根据行政相对人的申请才能实施的行政行为，也称为被动卫生计生行政行为或消极的卫生计生行政行为。例如卫生计生行政主体发放放射诊疗许可证，是以相对人是否申请为前提条件，即行政相对人的申请是放射诊疗许可行为开始的先行程序。当然，行政相对人的申请并不是依申请行政行为成立的唯一条件，如果其申请不符合法定条件，卫生计生行政主体可以不予受理，也可在受理后对不具备法定条件的相对人做出拒绝的答复。

依职权卫生计生行政行为和依申请卫生计生行政行为的特点是以法律法规的预先规定为依据。一般来讲，依职权做出的卫生计生行政行为通常是卫生计生行政主体为维护社会公共卫生利益和秩序，为相对人设定某种义务的行为；依申请做出的卫生计生行政行为通常是卫生计生行政主体通过批准或许可相对人实施某种行为或免除某种义务，赋予或保护相对人某种特定权益的行为。

（三）要式卫生计生行政行为和非要式卫生计生行政行为

这是根据卫生计生具体行政行为是否必须具备一定的法定形式所作的分类。

1. 要式卫生计生行政行为　要式卫生计生行政行为是指卫生计生行政主体必须依据法定的方式实施，同时必须具备一定的法定形式才能产生法律效力的行政行为。

2. 非要式卫生计生行政行为　非要式卫生计生行政行为是指卫生计生法律、法规未规定行政行为的具体方式或形式,卫生计生行政主体可以自行选择和采用适当的方式或形式进行,并可产生法律效力的行政行为。在非要式卫生计生行政行为中,卫生计生行政主体的意思表示可以用口头形式,也可以采用书面或者其他适当的形式。

（四）单方行政行为和双方行政行为

这是按照参与卫生计生行政行为意思表示的主体是单方还是双方所作的分类。

1. 单方行政行为　单方行政行为是指卫生计生行政主体单方意思表示即可产生法律效力的行政行为。绝大多数卫生计生具体行政行为均为单方行政行为。例如卫生计生行政处罚、卫生计生行政强制等,只需卫生计生行政主体单方意思表示就能依法成立。

2. 双方行政行为　双方行政行为是指卫生计生行政主体与行政相对人共同协商、双方意思表示一致才可成立的行政行为。

四、卫生计生具体行政行为的内容

卫生计生具体行政行为的内容,是指某个卫生计生具体行政行为对相对人在权利和义务上产生的具体影响。任何卫生计生具体行政行为的实施都有一个特定的内容。卫生计生具体行政行为的内容不同,功能也就不同,所产生的结果也不同。卫生计生行政主体正是通过实施不同内容的卫生计生具体行政行为实现自身的行政职能,达到对社会卫生事务进行有效管理的目的。卫生计生具体行政行为的内容主要有:

（一）赋予权益和剥夺权益

1. 赋予权益　赋予权益是指赋予行政相对人法律上的权能、权利或利益。权能,是指从事某种活动或行为的资格,如授予医师资格、护士资格、颁发公共场所卫生许可证等。权利,是指行政相对人自己能够实施某种行为或要求他人不为某种行为的自由,如颁发医师、护士执业证书,获得从事医疗服务活动的权利,其他任何人非经法律规定不得干预。利益,是指基于某种权利所得到的好处,如给予行政奖励。

2. 剥夺权益　剥夺权益是指剥夺行政相对人法律上已有的权能、权利或利益。如吊销卫生许可证、吊销执业证书。剥夺权益一般是以行政相对人有违法行为为前提,是对违法行为的制裁。

（二）科以义务或免除义务

1. 科以义务　科以义务是指卫生计生行政主体通过行政命令、行政决定、发布公告等要求行政相对人做出某种行为或不得做出某种行为的义务负担。

这种义务可以是单纯意义上的行为,如接受监督、卫生检查、卫生监测、卫生检疫等;可以是财产意义上的义务,如缴纳管理费、交纳检验费、缴纳消毒费和行政处罚决定中的罚款、没收、查封财产等;也可以是对人身自由的某种限制。

2.免除义务　免除义务是指卫生计生行政主体免除相对人原有的某种义务,如免除缴费义务负担,对原来设定的义务不再要求其履行等。

(三)确认法律事实与法律地位

1.确认法律事实　确认法律事实是指卫生计生行政主体通过卫生计生具体行政行为,对某种法律关系中有重大影响的法律事实是否存在予以确认。

2.确认法律地位　确认法律地位是指卫生计生行政主体通过卫生计生具体行政行为,对某种法律关系中的当事人的权利义务是否存以及存在的范围予以确认。一般说来,确认法律事实是确认法律地位的基础,确认了法律事实的性质,才能明确当事人双方的权利和义务。

3.变更法律地位　变更法律地位是指卫生计生行政主体通过卫生计生具体行政行为,对相对人原已确立的法律地位予以变更。具体表现为对相对人原享有权利或者承担义务范围的扩大、缩小等,如医疗机构增加诊疗项目的许可,执业医师执业地点的变更。

五、卫生计生具体行政行为的效力

卫生计生具体行政行为一经做出即依法成立,便对卫生计生行政执法主体和行政管理相对人产生法律上的效力。即使每项具体的卫生计生行政行为按照其依据的法律规范、针对的行政事项和具体内容不同而有所区别,但是总体上讲卫生计生具体行政行为具有以下3个方面的效力。

(一)确定力

确定力,是指卫生计生具体行政行为依法有效成立后,即产生不可变更力,非依法定事由和程序不得随意变更或撤销。首先,卫生计生行政主体没有法定理由和依据法定程序,不得随意改变行政行为的内容,也不能就同一事项重新做出行政行为;其次,行政管理相对人既不得自行否认或随意改变卫生计生具体行政行为的内容,同时没有法定理由或依据法定程序也不能请求卫生计生行政部门改变卫生计生具体行政行为。例如,卫生计生行政部门为医疗机构颁发医疗机构执业许可证后,即不得任意更改许可内容,而持证的医疗机构也不得随意超出许可范围,从事许可范围以外的诊疗活动。

这里需要注意的是,卫生计生具体行政行为具有确定力并不意味着行政行为一旦做出就绝对不可以变更,而是指不得随意撤销或变更。只有通过法定程序或理由,卫生计生具体行政行为方可撤销或变更,如通过行政复议或行政诉讼等。

（二）拘束力

拘束力,是指卫生计生具体行政行为依法有效成立后,行为的内容对有关组织和人员产生约束力,必须遵守、服从。首先,卫生计生具体行政行为对卫生计生行政主体有约束力。无论是做出卫生计生具体行政行为的卫生计生行政主体,还是做出卫生计生具体行政行为的卫生计生行政主体的上级机关或下级机关,在该卫生计生具体行政行为被依法撤销或变更之前都要受其约束。其次,卫生计生具体行政行为对行政管理相对人具有约束力。卫生计生具体行政行为是针对行政管理相对人做出的,首先对其具有约束力。依法做出的卫生计生具体行政行为,一经生效或具备生效条件,行政管理相对人必须遵守、服从和执行,按照卫生计生具体行政行为内容履行相应的义务。

（三）执行力

执行力,是指卫生计生具体行政行为依法生效后,卫生计生行政主体有权依法采取必要手段和措施,使卫生计生具体行政行为的内容得以实现。卫生计生具体行政行为的目的是维护公共卫生秩序和利益,卫生计生具体行政行为的相对方必须严格遵守和执行,否则,卫生计生行政主体必要时可采取一定方式强制执行。

这里需要指出,一是卫生计生具体行政行为的执行力并不意味着所有的卫生计生具体行政行为一经做出必须立即强制执行。有的卫生计生具体行政行为是针对特定对象做出的赋予权利的授权行为,只有在授权人违反授权条件和权限范围的情况下,才会涉及执行。如卫生许可是一种卫生计生具体行政行为,但并不需要强制执行;警告是一种行政处罚,但并不涉及强制执行。二是执行力也并不意味着所有涉及执行的卫生计生具体行政行为在任何情况下都需要强制执行,只有在相对人拒不履行卫生计生具体行政行为设定的义务时才采取。

六、卫生计生具体行政行为的成立和合法要件

（一）卫生计生具体行政行为的成立要件

卫生计生具体行政行为的成立,是指卫生计生具体行政行为的形成或做出。一般来说,卫生计生具体行政行为的成立应当具备以下条件。

1.卫生计生行政主体作出某种卫生计生具体行政行为决定　无论是行政处罚,还是颁发或拒绝颁发许可证、要求相对人履行某种义务,都应做出一个决定。卫生计生具体行政行为决定不论采取何种形式,都是卫生计生行政主体向行政相对人作出的一种可以产生法律效力的意思表示。

2. 卫生计生具体行政行为决定已送达行政相对人　卫生计生具体行政行为的成立不仅要求卫生计生行政主体作出某种卫生计生具体行政行为决定，而且要求卫生计生行政主体在法定期限内将卫生计生具体行政行为决定文书送达行政相对人。行政送达的主要方式有：直接送达、留置送达、委托送达、邮寄送达和公告送达。

3. 卫生计生具体行政行为决定文书已为行政相对人受领　这是卫生计生具体行政行为成立的最后一个要件。确认行政相对人受领的规则是：对于当面送达的卫生计生具体行政行为决定文书，受送达人签收即视为受领；留置送达以送达人将卫生计生具体行政行为决定文书留置于受送达人住所，并在回执上记明受送达人拒收理由、日期，视为相对人受领；邮寄送达以回执上注明的收件日期视为受送达人受领日期；公告送达则以公告确定的一定期限届满的日期视为相对人受领日期。

（二）卫生计生具体行政行为合法的构成要件

卫生计生具体行政行为是卫生计生行政主体行使职权的行为，卫生计生具体行政行为一旦成立即具有法律效力，但并不意味着卫生计生具体行政行为具有了实质上的合法性。只有当卫生计生具体行政行为具备合法要件之后才能是合法的。一般来讲，卫生计生具体行政行为的合法必须具备以下3方面要件。

1. 主体合法　主体合法是指做出卫生计生具体行政行为的组织必须具备行政主体资格，能以自己的名义做出行政行为，并能独立承担法律责任。具体表现在：①卫生计生具体行政行为的实施者是卫生计生行政主体本身，如卫生计生行政部门，法律、法规授权组织。卫生计生行政主体的工作人员或卫生计生行政主体委托的组织或个人不能以自己的名义实施卫生计生具体行政行为；②具体实施卫生计生行政行为的工作人员必须合法，符合法律规定的条件；③卫生计生具体行政行为没有超越卫生计生行政主体的权限范围。

2. 内容合法　内容合法是指卫生计生具体行政行为涉及的权利、义务以及对这些权利、义务关系的处理，必须有法律的依据，与法律、法规的规定以及社会公共利益不相冲突。具体要求有：①卫生计生具体行政行为有确凿的证据证明，有充分的事实根据；②卫生计生具体行政行为有明确的法律依据，正确适用了法律、法规或者规章；③卫生计生具体行政行为必须公正、合理，符合立法目的和立法精神。

3. 程序合法　程序合法是指实施卫生计生具体行政行为所经过的步骤、时限方式等符合法律规定。现代法治较之过去更加重视行政行为的程序合法，符合法定程序是行政行为合法适当的重要保证。违背法定程序的行政行为即属于无效的行政行为，具体要求有：①卫生计生具体行政行为符合行政法所确定的基本原则和制度,如行政行为公开、公正、效力原则,以及为确保基本原则实现而确立的信息公开制度、调查制度、回避制度、听证制度等;②卫生计生具体行政行为符合法定的步骤、顺序、方式和方法,如行政处罚的先调查取证后裁决的顺序不能颠倒,否则即构成违法;③卫生计生具体行政行为符合法定期限要求。

第四节　卫生计生行政救济制度

一、卫生计生行政救济的概念

卫生计生行政救济,是指卫生计生行政相对人认为自己的人身权、财产权因卫生计生行政部门的行政行为而受到侵害时,依照法律规定向有权受理的国家机关告诉并要求解决,从而使其受到损害的权利得到补救和保护的制度。

卫生计生行政救济首先以相对人的权利受到损害为前提。权利受到损害的相对人需要获得法律救济,以便得到补偿。因此,卫生计生行政救济是为矫正卫生计生行政部门的侵害行为和相对人受到侵害的情况而建立的解决纠纷、补救相对人受损权益的制度。卫生计生行政救济的根本目的是保证合法利益的实现和法定义务的履行。卫生计生行政管理活动中的权利纠纷或权利冲突会导致合法权益受到损害或者特定义务无法履行。法律救济就是使受到冲突纠纷影响的合法权利和法定义务能够实际地得到实现和履行。在不能恢复原状的情况下,通过调解和强制方式,使冲突和纠纷造成的实际损失和伤害得到合理补偿。

卫生计生行政救济的作用表现在以下4个方面。

1.保护卫生计生法律关系主体的合法权益　卫生计生行政管理活动中,当卫生计生法律关系的主体,即作为相对人的公民、法人或其他组织的法定权益受到损害时,可以通过法定的方式和途径,请求有权机关以强制性的救济方式来帮助受损害者恢复并实现自己的权利。

2.维护卫生计生法律的权威　卫生计生法律的权威性是卫生计生法治化的起码要求。卫生计生行政部门在卫生计生行政管理活动中的公正性原则是维护卫生计生法律权威的根本。通过法律救济,对卫生计生行政部门的违法行政的矫正、对受侵害的相对人进行法律上的补救,就可以使相对人认同卫生计生行政执法的公正性,从而维护卫生计生法律的权威性。

3.促进卫生计生行政部门依法行政　卫生计生行政救济在卫生计生行政

管理活动中具有预防和控制卫生计生行政部门侵权行为的功能,能够促进卫生计生行政部门加强内部管理,增强卫生计生行政部门工作人员的法制意识,确保其活动的法制性、公正性和合理性。

4. 推进卫生计生法制建设　通过卫生计生行政救济制度,加强各级权力机关对卫生计生法实施的监督,同时通过行政复议、行政诉讼等多种法律救济手段,及时处理卫生计生行政管理活动中的法律纠纷,做到卫生计生行政部门与相对人同样守法,在违法后都应承担相应的法律责任,有利于推进卫生计生法制建设。

二、卫生计生行政复议

(一)卫生计生行政复议的概念

卫生计生行政复议,是指公民、法人或其他组织认为卫生计生行政部门的具体行政行为侵犯其合法权益,依法提出行政复议申请,由该卫生计生行政部门的本级人民政府或者上一级卫生计生行政部门依法对原具体行政行为进行全面审查,并作出裁决的一种法律制度。

为了防止和纠正违法的或者不当的具体行政行为,保护公民、法人和其他组织的合法权益,保障和监督行政机关依法行使职权,1999 年 4 月 29 日,第九届全国人大常委会第 9 次会议通过了《中华人民共和国行政复议法》《以下简称《行政复议法》)。2009 年 8 月 27 日,第十一届全国人大常委会第 10 次会议对《行政复议法》进行了修正。为进一步发挥行政复议制度在解决行政争议、建设法治政府、构建社会主义和谐社会中的作用,2007 年 5 月 23 日国务院颁布了《中华人民共和国行政复议法实施条例》。

1. 卫生计生行政复议的特征　卫生计生行政复议的特征主要是:①是一种对管理相对人的合法权益提供保障的非常重要的卫生计生行政救济制度;②是一种专门的内部行政层级监督制度;③复议机关依法行使职权,不受任何人的非法干预。

2. 卫生计生行政复议的原则　卫生计生行政复议机关履行行政复议职责,应遵循以下原则:①依法独立行使复议权原则;②实行一级复议制原则;③合法、准确、及时、便民原则;④对具体行政行为合法性与适当性进行审查的原则。

(二)卫生计生行政复议的范围

根据《行政复议法》的规定,公民、法人或者其他组织对下列具体行政行为不服的,可以申请复议:①对卫生计生行政部门作出的警告、罚款、没收违法所得、没收非法财物、责令停产停业、暂扣或者吊销许可证、暂扣或者吊销执照等行政处罚决定不服的;②对卫生计生行政部门作出的查封、扣押等行政强制措施决定不服的;③对卫生计生行政部门作出的有关卫生许可证(照)变更、中止、撤销决定不服的;④认为卫生计生行政部门侵犯其法定的经营自主权的;⑤认为符合法定条件申请颁发有关卫生许可证(照)或者申请审批、登记有关事项,卫生计生行政部门没有依法办理的;⑥申请卫生计生行政部门履行法定职责,卫生计生行政部门没有依法履行的;⑦认为卫生计生行政部门的其他具体行政行为侵犯其合法权益的。《行政复议法》还规定,公民、法人或者其他组织认为卫生计生行政部门的具体行政行为所依据的规定不合法,在对具体行政行为申请行政复议时,可以一并向行政复议机关提出对该规定的审查申请。但"规定"不含国务院部、委规章和地方人民政府规章。

根据《行政复议法》规定,不服卫生计生行政部门作出的行政处分或者其他人事处理决定的、不服卫生计生行政部门对民事纠纷作出的调解或者其他处理的,公民、法人或者其他组织均不能申请行政复议。

(三)卫生计生行政复议的管辖

根据《行政复议法》的规定,①对县级以上卫生计生行政部门的具体行政行为不服的,申请人可以向该卫生计生行政部门的本级人民政府申请行政复议,也可以向上一级卫生计生行政部门申请行政复议;②对卫生计生行政部门依法设立的派出机构依照法律、法规或者规章规定,以自己的名义做出的具体行政行为不服的,向设立该派出机构的卫生计生行政部门或者该机关的本级人民政府申请行政复议;③对法律、法规授权的组织的具体行政行为不服的,可向直接管理该组织的卫生计生行政部门申请行政复议;④两个卫生计生行政部门或卫生计生行政部门与其他行政机关共同做出的行政行为,向其共同上一级行政机关申请行政复议。

公民、法人或者其他组织申请行政复议,行政复议机关已依法受理的,或者法律、法规规定应当先向行政复议机关申请行政复议、对行政复议决定不服再向人民法院提起行政诉讼的,在法定行政复议期限内不得向人民法院提起行政诉讼。

公民、法人或者其他组织已向人民法院提起行政诉讼,人民法院已经依法受理的,不得申请行政复议。

(四)卫生计生行政复议程序

1.卫生计生行政复议的申请

(1)申请期限:公民、法人或者其他组织认为卫生计生行政部门的具体行政行为侵犯其合法权益的,可以自知道该具体行政行为之日起60日内提出行政复议申请,但是法律规定的申请期限超过60日的除外。因不可抗力或者其他正当理由耽误法定申请期限的,申请期限自障碍消除之日起继续计算。

（2）申请人：依照《行政复议法》申请行政复议的公民、法人或者其他组织是申请人。有权申请行政复议的公民发生死亡的，其近亲属可以申请行政复议。有权申请行政复议的公民为无民事行为能力或者限制民事行为能力的，其法定代理人可以代为申请行政复议。有权申请行政复议的法人或者其他组织终止复议申请的，承受其权利的法人或者其他组织可以申请行政复议。同申请行政复议的具体行政行为有利害关系的其他公民、法人或者组织，可以作为第三人参加行政复议。

（3）申请方式：申请人申请行政复议，可以书面申请，也可以口头申请；口头申请的，卫生计生行政复议机关应当当场记录申请人的基本情况、行政复议请求、申请行政复议的主要事实、理由和时间。

2. 卫生计生行政复议的受理　卫生计生行政复议机关收到行政复议申请后，应当在 5 日内进行审查，对不符合法律规定的行政复议申请，决定不予受理，并书面告知申请人。法律、法规规定应当先向卫生计生行政复议机关申请行政复议、对行政复议决定不服再向人民法院提起行政诉讼的，卫生计生行政复议机关不予受理或者受理后超过行政复议期限不作答复的，公民、法人或者其他组织可以自收到不予受理决定书之日起或者行政复议期满之日起 15 日内，依法向人民法院提起行政诉讼。

卫生计生行政复议机关对公民、法人或者其他组织依法提出的行政复议申请无正当理由不予受理的，上级卫生计生行政部门应当责令其受理；必要时，上级卫生计生行政部门也可以直接受理。

卫生计生行政复议期间具体行政行为不停止执行，但是，有下列情形之一的，可以停止执行：①被申请人认为需要停止执行的；②行政复议机关认为需要停止执行的；③申请人申请停止执行，行政复议机关认为其要求合理，决定停止执行的；④法律规定停止执行的。

3. 卫生计生行政复议的决定　根据《行政复议法》规定，卫生计生行政复议原则上采取书面审查的办法，但是申请人提出要求或者行政复议机关认为必要时，可以向有关组织和人员调查情况。在行政复议过程中，被申请人不得自行向申请人和其他有关组织或者个人收集证据。

卫生计生行政复议机关应当自受理申请之日起 60 日内作出行政复议决定，但是法律规定的行政复议期限少于 60 日的除外；情况复杂，不能在规定期限内作出行政复议决定的，经批准可延长期限，但是最多不超过 30 日。

卫生计生行政复议机关负责法制工作的机构经审查提出意见，并经负责人同意或集体讨论通过后，按下列规定作出行政复议决定：

（1）具体行政行为认定事实清楚，证据确凿，适用依据正确，程序合法，内容适当的，决定维持；

（2）被申请人不履行法定职责的，决定其在一定期限内履行；

（3）具体行政行为有下列情形之一的，决定撤销、变更或者确认该具体行政行为违法：①主要事实不清，证据不足的；②适用依据错误的；③违反法定程序的；④超越或者滥用职权的；⑤具体行政行为明显不当的。决定撤销或者确认该具体行政行为违法的，可以责令被申请人在一定期限内重新做出具体行政行为。

被申请人不按照《行政复议法》第二十三条的规定提出书面答复、提交当初做出具体行政行为的证据、依据和其他有关材料的，视为该具体行政行为没有证据、依据，决定撤销该具体行政行为。

卫生计生行政复议机关责令被申请人重新做出具体行政行为的，被申请人不得以同一事实和理由做出与原具体行政行为相同或者基本相同的具体行政行为。

卫生计生行政复议机关作出行政复议决定，应当制作行政复议决定书，并加盖印章。决定书一经送达，即发生法律效力。被申请人不履行或者无正当理由拖延履行行政复议决定的，行政复议机关或者有关上级卫生计生行政部门应当责令其限期履行。申请人逾期不起诉又不履行行政复议决定的，或者不履行最终裁决的行政复议决定的，由卫生计生行政部门依法强制执行，或者申请人民法院强制执行。

三、卫生计生行政诉讼

（一）卫生计生行政诉讼的概念

卫生计生行政诉讼，是指公民、法人或者其他组织认为卫生计生行政部门及其工作人员，包括授权与委托的卫生执法组织的行政行为侵犯其合法权益时，依法向人民法院提起诉讼，由人民法院依据事实与法律进行审理并作出裁决的活动。

为了保证人民法院正确、及时审理行政案件，保护公民、法人和其他组织的合法权益，维护和监督行政机关依法行使行政职权，1989年4月4日，第七届全国人大第2次会议通过了《中华人民共和国行政诉讼法》，并于2014年11月、2017年6月经过两次修正（以下简称《行政诉讼法》）。

1. 卫生计生行政诉讼的特征　卫生计生行政诉讼是解决卫生计生行政争议，即卫生计生行政部门与公民、法人或其他组织之间因卫生计生行政管理而产生纠纷的一项重要法律制度。它具有以下特征：

（1）原告是卫生计生行政管理相对人：卫生计生行政诉讼是卫生计生行政管理相对人不服卫生计生行政执法机关的管理处罚，向人民法院提起的诉讼。所谓卫生计生行政管理相对人，是指在具体的行政管理过程中，处于被卫生计生行政部门管理的一方当事人。当事人可以是公民,也可以是法人或其他组织。

(2)卫生计生行政诉讼的被告只能是卫生计生行政部门:这是区别于民事诉讼和刑事诉讼的一个重要特征。卫生计生行政部门作为被告,是因为卫生计生行政部门一般都有实施卫生计生行政管理的权利,包括申请强制执行的权利,所以它无需为实施权利而当原告。作为被告的卫生计生行政部门,可分为卫生计生行政管理机关和授权执法组织,受委托的组织做出的行政行为由委托单位承担责任,以委托单位为被告。

卫生计生行政诉讼的标的是审查卫生计生行政行为是否合法。

2. 卫生计生行政诉讼的基本原则 卫生计生行政诉讼的基本原则,是指由宪法和人民法院组织法规定的,在卫生计生行政诉讼整个过程中起着指导作用的行为准则,如人民法院依法行使职权,对诉讼当事人适用法律一律平等、公开审判、回避和使用本民族语言文字、两审终审原则。此外,根据我国《行政诉讼法》的规定,结合卫生计生行政诉讼的基本特点,卫生计生行政诉讼又具有如下特有原则:

(1)卫生计生行政部门负有举证责任:作为被告的卫生计生行政部门应当向人民法院提供原先做出卫生计生行政行为的证据材料和所依据的规范性文件。如果卫生计生行政部门在卫生计生行政诉讼中不举证或者举不出证据,将承担败诉的后果。

(2)对卫生计生行政行为的合法性进行审查:《行政诉讼法》第六条规定,人民法院审理行政案件,对行政行为是否合法进行审查。人民法院原则上只对行政行为的合法性进行审查,在原告提出请求的情况下,对行政行为所依据的规范性文件是否合法作附带性审查。人民法院一般不审查行政行为的合理性,仅对明显不当的行政行为作合理性审查。

(3)诉讼期间,不停止卫生计生行政行为的执行:在卫生计生行政诉讼期间,卫生计生行政部门实施的卫生计生行政行为并不因为原告提起诉讼而停止执行。但有下列情形之一的,人民法院裁定停止执行:①被告认为需要停止执行的;②原告或者利害关系人申请停止执行,人民法院认为该行政行为的执行会造成难以弥补的损失,并且停止执行不损害国家利益、社会公共利益的;③人民法院认为该行政行为的执行会给国家利益、社会公共利益造成重大损害的;④法律、法规规定停止执行的。

(4)审理卫生计生行政诉讼案件不适用调解:人民法院在审理卫生计生行政诉讼案件时,只能以事实和法律为根据来审查和确认卫生计生行政部门所做出的具体卫生计生行为是否合法,并作出判决或裁定,一般不适用调解。但是,行政赔偿、补偿以及卫生计生行政部门行使法律、法规规定的自由裁量权的案件可以调解。

（二）卫生计生行政诉讼的管辖

卫生计生行政诉讼的管辖，是指各级人民法院和同级人民法院在管辖卫生计生行政诉讼案件上的分工，分为级别管辖、地域管辖等。

1. 级别管辖 级别管辖是指各级人民法院之间受理第一审卫生计生行政诉讼案件的职权分工。根据《行政诉讼法》规定，基层人民法院管辖第一审卫生计生行政案件；中级人民法院管辖本辖区内重大、复杂的第一审卫生计生行政案件，以及对国务院各部门或省、自治区、直辖市人民政府所做的具体行政行为提起诉讼的第一审卫生计生行政案件；高级人民法院管辖本辖区内重大、复杂的第一审卫生计生行政案件；最高人民法院管辖全国范围内重大、复杂的第一审卫生计生行政案件。

2. 地域管辖 地域管辖是指根据人民法院的辖区划分受理第一审行政案件的职权分工。根据《行政诉讼法》规定，卫生计生行政案件由最初做出卫生计生行政行为的卫生计生行政部门所在地人民法院管辖，但如果是对限制人身自由的行政强制措施不服提起诉讼的，由被告所在地或者原告所在地人民法院管辖；在遇到两个以上法院都有管辖权的案件时，原告可以选择其中一个人民法院提起诉讼；原告向两个以上有管辖权的人民法院提起诉讼的，由最先立案的人民法院管辖。

3. 指定管辖和移送管辖 《行政诉讼法》规定，有管辖权的人民法院由于特殊原因不能行使管辖权的，由上级人民法院指定管辖；人民法院对管辖权发生争议，由争议双方协商解决；协商不成的，报它们的共同上级人民法院指定管辖。人民法院发现受理的案件不属于本院管辖时，应当移送有管辖权的人民法院管辖。

（三）卫生计生行政诉讼的受案范围

卫生计生行政诉讼受案范围，是指人民法院对卫生计生行政部门的哪些卫生计生行政行为拥有审判权，或者说公民、法人或其他组织对卫生计生行政部门的哪些卫生计生行政行为可以向人民法院提起卫生计生行政诉讼。

根据《行政诉讼法》，结合我国现行医药卫生计生法律、法规的有关规定，可以提起卫生计生行政诉讼的案件范围主要有以下几类：

1. 不服卫生计生行政部门行政处罚的案件 卫生计生行政处罚包括罚款、吊销卫生许可证、责令停产停业、没收财产等，对卫生计生行政处罚不服的，可依法向人民法院提起诉讼。

2. 不服卫生计生行政强制措施的案件 卫生计生行政强制措施是卫生计生行政部门为了履行行政管理职能，依法对公民的人身或财产加以限制的一种特别措施。如在卫生计生行政执法中，对传染病患者进行强制隔离、封存某种药品等。对限制人身自由或者对财产查封、扣押等卫生强制措施不服的，可以依法提起卫生计生行政诉讼。

3. 对卫生计生行政部门的"不作为"提起诉讼的案件　卫生计生行政部门应当履行其法定职责，例如依法保护公民、法人或者其他组织的合法权益、依法处理相关行政许可申请等。当公民、法人或者其他组织申请卫生计生行政部门履行保护其合法权益的法定职责，而卫生计生行政部门拒绝履行；或者当其认为符合法定条件，向卫生计生行政部门申请卫生许可证，但卫生计生行政部门在法定期限内不予答复，也不予批准等，均属卫生计生行政部门的"不作为"，即不履行法定职责，卫生计生行政管理相对人就有权依法向人民法院提起诉讼。

（四）卫生计生行政诉讼程序

1. 起诉与受理　起诉，是指公民、法人或其他组织认为卫生计生行政部门的行政行为侵犯其合法权益，请求人民法院给予法律保护的诉讼行为。受理，是指人民法院对公民、法人或其他组织提起的卫生计生行政诉讼请求进行初步审查，决定是否立案受理的活动。

根据《行政诉讼法》规定，起诉必须符合下列条件：①原告必须是卫生计生行政行为的相对人以及其他与行政行为有利害关系的公民、法人或者其他组织；②要有明确的被告，被告可能是卫生计生行政部门，也可能是法律、法规授权的组织；③要有具体的诉讼请求和事实根据；④属于人民法院受案范围和受诉人民法院管辖。

关于直接起诉的期限，《行政诉讼法》规定，公民、法人或其他组织直接向人民法院提起诉讼的，应当在知道或者应当知道做出行政行为之日起 6 个月内提出，法律另有规定的除外。

2. 审理与判决　我国行政诉讼实行两审终审制，即每个卫生计生行政案件可以经过两级人民法院审理。如果当事人不服一审人民法院裁判的，可以上诉，第二审法院的裁判是终审裁判，当事人如不服可以申请再审，但不停止判决、裁定的执行。卫生计生行政诉讼案件一审的审判组织一般由审判员、陪审员共同组成合议庭或者由审判员组成合议庭，开庭审理除涉及国家秘密和个人隐私和法律另有规定的情况，一般实行公开审理，由合议庭进行法庭调查和双方当事人（代理人）辩论，在辩论终结后依法裁判。

根据法律规定，人民法院可视具体情况作出如下判决：

（1）判决驳回原告的诉讼请求：主要是指卫生计生行政部门的行政行为证据确凿，适用法律、法规正确，符合法定程序，判决驳回原告的诉讼请求。

（2）判决撤销或部分撤销卫生计生行政部门所做出的具体行政行为：主要是指卫生计生行政部门的行政行为主要证据不足，或者适用法律、法规有错误,或者违反法定程序,或者超越职权和滥用职权的,或者明显不当的。此外,还可判处卫生计生行政部门重新做出行政行为。

（3）判决卫生计生行政部门在一定期限内履行其法定职责:主要是指卫生计生行政部门不履行或者拖延履行法定职责,判决其履行职责。

（4）判决确认违法:分为两种情况,一是卫生计生行为有下列情况之一,人民法院判决确认违法,但不撤销行政行为:①行政行为依法应当撤销,但撤销会给国家利益、社会公共利益造成重大损害的;②行政行为程序轻微违法,但对原告权利不产生实际影响的。二是卫生计生行为有下列情形之一,不需要撤销或者判决履行的,人民法院判决确认违法:①行政行为违法,但不具有可撤销内容的;②被告改变原违法行政行为,原告仍要求确认原行政行为违法的;③被告不履行或者拖延履行法定职责,判决履行没有意义的。

（5）判决确认无效:主要是指卫生计生行政行为的实施主体不具有行政主体资格或者没有依据等重大且明显违法情形,原告申请确认行政行为无效的,人民法院判决确认无效。

（6）判决变更原处理决定:主要是指卫生计生行政部门的行政处罚明显不当,或者其他行政行为涉及对款额的确定、认定确有错误的,由法院判决变更。

3. 执行　执行是指当事人拒不履行已经发生法律效力的人民法院的判决、裁定或者卫生计生行政部门的行政行为所确定的义务时,申请人民法院根据已经生效的法律文书,按照法定程序,迫使当事人履行义务,保证实现法律文书内容的活动。

卫生计生行政部门在管理相对人不履行义务时,申请人民法院强制执行主要有两种情况:一是卫生计生行政诉讼经人民法院判决生效后,公民、法人或其他组织不执行判决的,卫生计生行政部门可以向第一审人民法院申请强制执行;二是卫生计生行政部门依据法律、法规的规定,在卫生计生行政决定依法生效后,公民、法人或其他组织不执行的,可向人民法院申请强制执行。

四、卫生计生行政赔偿

（一）卫生计生行政赔偿的概念

卫生计生行政赔偿,是指卫生计生行政部门及其工作人员违法行使职权,侵犯公民、法人或其他组织的合法权益造成损害性后果,由卫生计生行政部门依法予以赔偿的制度。

为保障公民、法人和其他组织享有依法取得国家赔偿的权利,促进国家机关依法行使职权,1994 年 5 月 12 日,第八届全国人大常委会第 7 次会议通过了《中华人民共和国国家赔偿法》(以下简称《国家赔偿法》)。2010 年 4 月

29 日,第十一届全国人大常委会第 14 次会议对《国家赔偿法》进行了第一次修改;2012 年 10 月 26 日,第十一届全国人民代表大会常务委员会第 29 次会议对《国家赔偿法》进行了第二次修改,进一步完善了国家赔偿制度。

1. 卫生计生行政赔偿的特征　卫生计生行政赔偿的特征主要是:①卫生计生行政赔偿是卫生计生行政部门及其工作人员在行使职权时所做出的违法行为给卫生管理相对人造成损害而发生的赔偿;②卫生计生行政部门是卫生计生行政侵权损害责任的承担者;③卫生计生行政部门对于因故意或重大过失给卫生计生行政管理相对人造成侵权损害的工作人员有追偿权;④卫生计生行政赔偿以支付赔偿金为主要方式,如侵犯人身权的,致人精神损害的,应当在侵权行为影响的范围内,为受害人消除影响、恢复名誉、赔礼道歉;造成严重后果的,应当支付相应的精神损害抚慰金;⑤根据《行政诉讼法》规定,卫生计生行政赔偿可以适用调解。

2. 构成卫生计生行政赔偿的要件　构成卫生计生行政赔偿的要件包括:①侵权主体必须是行使国家卫生管理职权的卫生计生行政部门,法律、法规授权组织,以及受委托行使行政职权的组织及其工作人员;②必须是卫生计生行政部门及其工作人员违法行使职权的行为;③必须有损害结果的实际发生;④卫生计生行政主体的违法侵权行为必须与损害结果有直接的因果关系。

根据《行政诉讼法》和《国家赔偿法》的规定,只有在卫生计生行政部门及其工作人员违反法律、法规行使职权时,才有可能导致卫生计生行政赔偿。

(二)卫生计生行政赔偿的范围

根据《国家赔偿法》规定,卫生计生行政部门及其工作人员在行使职权时存在违法行为,对公民、法人或者其他组织人身权、财产权造成损害的,属于卫生计生行政赔偿的范围。

卫生计生行政部门对属于下列情形之一的,不承担赔偿责任:①卫生计生行政部门工作人员实施了与行使职权无关的个人行为;②公民、法人和其他组织自己的行为致使损害发生的;③法律规定的其他情形。

(三)赔偿请求人和赔偿义务机关

1. 赔偿请求人　赔偿请求人又称为赔偿诉讼的原告,即以自己的名义,就自身权益受到卫生计生行政违法行为侵害而提起行政赔偿的公民、法人和其他组织。《国家赔偿法》规定,赔偿请求人有以下几种:①受害的公民、法人和其他组织;②受害的公民如果死亡,其继承人和其他有抚养关系的亲属可以提出请求;③受害的法人或其他组织终止,其权利承受人可以提出请求。

2. 赔偿义务机关　行政机关及其工作人员行使行政职权侵犯公民、法人和其他组织的合法权益造成损害的,该行政机关为赔偿义务机关;两个以上行政机关共同行使行政职权时侵犯公民、法人和其他组织的合法权益造成损害的,共同行使行政职权的行政机关为共同赔偿义务机关;法律、法规授权的组织在行使授予的行政权力时侵犯公民、法人和其他组织的合法权益造成损害的,被授权的组织为赔偿义务机关;受卫生计生行政部门委托的组织或个人做出违法行为,委托的卫生计生行政部门为赔偿义务机关。

经复议机关复议的,最初造成侵权行为的卫生计生行政部门为赔偿义务机关,但复议决定加重损害的,复议机关对加重损害的部分履行赔偿义务。

赔偿机关被撤销的,继续行使其职权的卫生计生行政部门为赔偿义务机关;没有继续行使其职权的行政机关的,撤销该赔偿义务机关的行政机关为赔偿义务机关。

（四）卫生计生行政赔偿程序

卫生计生行政赔偿程序,是指受害人依法取得国家赔偿权利、卫生计生行政部门或者法院依法办理行政赔偿事务应当遵守的方式、步骤、顺序、时限等手续的总称。

1. 单独请求行政赔偿　单独要求卫生计生行政部门赔偿的,赔偿请求人必须先向卫生计生行政赔偿义务机关提出,并按照法律规定递交行政赔偿申请书,书写申请书确有困难的,可以委托他人代书,也可以口头申请。卫生计生行政部门在规定期限内未作出是否赔偿的决定,赔偿请求人可以自期限届满之日起3个月内,向人民法院提起诉讼。赔偿请求人对赔偿的方式、项目、数额有异议的,或者赔偿义务机关作出不予赔偿决定的,赔偿请求人可以自赔偿义务机关作出赔偿或者不予赔偿决定之日起3个月内,向人民法院提起诉讼。人民法院按行政诉讼程序审理。

2. 附带请求行政赔偿　赔偿请求人在提起行政复议或行政诉讼的同时一并提出行政赔偿请求,复议机关在行政复议中,或人民法院在审理中,可予以调解或裁决。

3. 申请赔偿的时效　赔偿请求人请求卫生计生行政赔偿的时效为2年,自其知道或者应当知道国家机关及其工作人员行使职权时的行为侵犯其人身权、财产权之日起计算,但被羁押等限制人身自由期间不计算在内。

赔偿请求人在赔偿请求时效的最后6个月内,因不可抗力或者其他障碍不能行使请求权的,时效中止。从中止时效的原因消除之日起,赔偿请求时效期间继续计算。

在申请行政复议或者提起行政诉讼时一并提出赔偿请求的,适用《行政复议法》《行政诉讼法》有关时效的规定。

（五）卫生计生行政赔偿的方式和计算标准

根据《国家赔偿法》的规定,卫生计生行政赔偿以支付赔偿金为主要方式;能够返还财产或恢复原状的,予以返还财产或者恢复原状。

1. 侵犯人身自由 侵犯公民人身自由的,每日赔偿金按照国家上年度职工日平均工资计算。

2. 侵犯生命健康权 侵犯公民生命健康权的,赔偿金按照下列规定计算:①造成身体伤害的,应当支付医疗费、护理费,以及赔偿因误工减少的收入,收入减少期间每日的赔偿金按照国家上年度职工日平均工资计算,最高额为国家上年度职工年平均工资的5倍。②造成部分或者全部丧失劳动能力的,应当支付医疗费、护理费、残疾生活辅助具费、康复费等因残疾而增加的必要支出和继续治疗所必需的费用,以及残疾赔偿金,残疾赔偿金根据丧失劳动能力的程度,按照国家规定的伤残等级确定,最高不超过国家上年度职工年平均工资的20倍;造成全部丧失劳动能力的,对其扶养的无劳动能力的人,还应当支付生活费。③造成死亡的,应当支付死亡赔偿金、丧葬费,总额为国家上年度职工年平均工资的20倍,对死者生前扶养的无劳动能力的人,还应当支付生活费。生活费的发放标准,参照当地最低生活保障标准执行。被扶养的人是未成年人的,生活费给付至18周岁止;其他无劳动能力的人,生活费给付至死亡时止。

3. 卫生计生行政部门及其工作人员在行使行政职权时侵犯人身权,致人精神损害的,应当在侵权行为影响的范围内,为受害人消除影响,恢复名誉,赔礼道歉;造成严重后果的,应当支付相应的精神损害抚慰金。

4. 侵犯公民、法人和其他组织的财产权造成损害的,按照下列规定处理:①处罚款、罚金、追缴、没收财产或者违法征收、征用财产的,返还财产;②查封、扣押、冻结财产的,解除对财产的查封、扣押、冻结;造成财产损坏或者灭失的,依照规定赔偿;③应当返还的财产损坏的,能够恢复原状的恢复原状,不能恢复原状的,按照损害程度给付相应的赔偿金;④应当返还的财产灭失的,给付相应的赔偿金;⑤财产已经拍卖或者变卖的,给付拍卖或者变卖所得的价款;变卖的价款明显低于财产价值的,应当支付相应的赔偿金;⑥吊销许可证和执照、责令停产停业的,赔偿停产停业期间必要的经常性费用开支;⑦返还执行的罚款或者罚金、追缴或者没收的金钱,解除冻结的存款或者汇款的,应当支付银行同期存款利息;⑧对财产权造成其他损害的,按照直接损失给予赔偿。

（六）卫生计生行政赔偿经费的来源

《国家赔偿法》规定,赔偿费用列入各级财政预算。卫生计生行政部门赔偿损失后,应当责令有故意或重大过失的工作人员或者受委托的组织和个人承担部分或全部赔偿费用。对有故意或者重大过失的责任人员,卫生计生行政部门应当依法给予处分;构成犯罪的,应当依法追究刑事责任。

第二章

卫生计生行政许可

　　深化行政审批制度改革、加快政府职能转变是党的十八大和十八届二中全会、三中全会部署的重要改革，是十二届全国人大一次会议审议批准的《国务院机构改革和职能转变方案》确定的重要任务，要求深化国务院机构改革和职能转变，继续简政放权、推进机构改革、完善制度机制、提高行政效能。为深化行政审批制度改革，推进简政放权，放管结合，优化服务，国家卫生计生部门取消、调整和下放了部分行政审批事项，部分实行备案管理。国家卫生计生部门采取备案管理的包括第三类医疗技术临床应用准入、养老机构内部设置医疗机构、开办中医诊所等事项。依法进行的行政审批事项，卫生计生行政部门审批过程中积极提高许可效率，用服务换时间；同时坚持放管结合，加强事中事后监督，努力提供优质高效的服务。

　　本章主要介绍行政许可的基本概念、原则、实施程序、效力与监管和法律责任。

第一节　概　　述

一、行政许可的概念

　　行政许可是指行政机关根据公民、法人或者其他组织的申请，经依法审查，准予其从事特定活动的行为。

二、行政许可的特征

（一）行政许可的实施主体是行政主体

　　行政许可的实施主体包括行政机关与法律、法规授权的组织。实施行政许可的行政主体是法定的行使行政许可权的行政机关或者被授权组织，而其他国家机关、社会团体以及公民、法人或其他组织实施的类似的批准行为，不能认定为行政许可,也不受《行政许可法》的约束。

(二)行政许可是一种依申请的行为

行政许可的发生具有被动性,只能够以相对人的申请为条件,行政机关既不能主动邀请相关当事人来申请行政许可,也不能在相对人未提出行政许可申请的情况下主动授予相对人行政许可。

(三)行政许可是外部行为

行政许可是行政主体针对行政相对人的职权与义务,不涉及行政机关内部的审批行为,因此有关行政机关对其他机关或者对其直接管理的事业单位相关事项的内部审批,不能被看是行政许可行为。

(四)行政许可决定的内容是准予相对人从事特定活动的行为

实施行政许可的结果是相对人被准许从事特定活动的权利或资格。

(五)行政许可是一种授益性的行为

行政行为有授益性行为与负担性行为之分。行政许可是赋予相对人权利或者某种资质、资格的行为,因而一般来说都被看作是授益性的。但行政许可的授益性并不排除在授予许可的同时有可能给相对人附加一定的条件与义务。

(六)行政许可是一种要式行政行为

行政行为有要式和不要式之分。所谓要式行政行为是指必须依照法定的程序并具备某种书面形式的行政行为。行政许可的实施有严格的程序,并且行政许可决定必须要采用书面或其他法定形式。

三、行政许可的功能

行政许可作为一项重要的行政权力和管理方式,对维护公民人身财产安全和公共利益,加强经济宏观管理,保护并合理分配有限资源等,都有重要作用。行政许可主要有3种功能:

(一)控制危险

这是行政许可最主要、最基本的功能。行政监督管理方式通常分为事前监督管理和事后监督管理,行政许可属于事前监督管理方式。事前监督管理方式,由于其对可能发生的问题及解决问题的条件的确定一般都是推定的,具有很强的主观性。因此,事前监督管理对经济、社会的有效性,往往受人们的认识水平以及实施行政许可的一套制度是否健全有效等诸多因素制约。一般来说,从管理的有效性和成本看,对可能发生系统性问题(通过事后补救难以消除影响或者需要付出更大代价的)的事项往往需要采取事前监督管理,而对可能发生的随机性、偶然性问题的事项采取事后监督管理即可。因此,事前监督管理方式,主要是对可能发生的系统性问题提前设防,以从源头上控制某种危险性的发生。

（二）配置资源

在市场经济条件下，市场在资源配置方面发挥基础作用。但是，在有限资源领域，完全靠市场自发调节来配置资源，不仅会导致资源配置的严重不公，而且还会导致资源配置的低效率。因此，由政府通过许可的方式配置有限资源，已成为世界各国的通行做法。

（三）证明或者提供某种信誉、信息

政府以许可的方式，确立相对人的特定主体资格或者特定身份，使相对人获得合法从事涉及公众关系的经济、社会活动的某种能力，以此向社会证明或者提供信誉、信息，以公信于众，指导于民。

综合以上，对行政机关而言，某一事项需要行政许可，意味着对该事项的监督关口前移，因而行政机关的责任也相应前移。对相对人而言，某一事项需要得到行政许可，则意味着该相对人在这一事项上比其他相对人要多承担一份义务。因此，行政许可的功能是与行政机关履行责任和相对人履行义务的状况相联系的。

四、行政许可的分类

（一）普通许可

普通许可是指行政机关准予符合法定条件的公民、法人或者其他组织从事特定活动的行为，是运用最广泛的一种行政许可。普通许可的性质是确认具备行使既有权利的条件，主要功能是防止危险、保障安全，主要特征有3个：一是对相对人行使法定权利或者从事法律没有禁止但附有条件的活动的准许；二是普通许可一般没有数量限制；三是行政机关实施普通许可一般没有裁量权。普通许可主要适用于下列事项：直接关系国家安全、公共安全的活动；基于高度社会信用行业的市场准入和法定经营活动；利用财政资金或者由政府担保的外国政府、国际组织贷款的投资项目和涉及产业布局、需要实施宏观调控的投资项目；直接关系人身健康、生命财产安全的产品、物品的生产、销售等活动。

（二）特许

特许是指行政机关代表国家依法向相对人转让某种特定权利的行为。特许的主要功能是分配稀有资源，主要特征有3个：一是相对人取得特许权一般应当支付一定费用，所取得的特许权依法可以转让、继承；二是特许一般有数量控制；三是行政机关实施特许一般有一定的裁量权。特许主要适用于下列事项：有限自然资源的开发利用、有限公共资源的配置、直接关系公共利益的垄断性企业的市场准入等。

（三）认可

认可是指行政机关对申请人是否具备特定技能的认定。认可的主要功能是提高从业水平或者某种技能、信誉,主要特征有 4 个:一是相对人一般都要通过考试的方式并根据考试结果决定是否认可;二是资格资质证的认可是对人的许可,与身份相联系,不能继承、转让;三是认可没有数量限制;四是行政机关实施认可一般没有自由裁量权。认可主要适用于提供公众服务并且直接关系公共利益的职业、行业中需要确定具备特殊信誉、特殊条件或者特殊技能等资格、资质的事项。

（四）核准

核准是指行政机关对某些事项是否达到特定技术标准、经济技术规范的判断、确定。核准的主要功能是为了防止危险、保障安全,主要特征有 4 个:一是其主要依据是技术性、专业性的;二是一般要根据实地验收、检测决定;三是核准没有数量控制;四是行政机关实施核准没有自由裁量权。核准主要适用于下列事项:直接关系公共安全、人身健康、生命财产安全的重要设备、设施的设计、建造、安装和使用;直接关系人身健康、生命财产安全的特定产品、物品的检验、检疫。

（五）登记

登记是指行政机关确立相对人的特定主体资格的行为。登记的主要功能是通过使相对人获得某种能力向公众提供证明或者信誉、信息,主要特征有 4 个:一是未经合法登记取得特定主体资格或者特定身份,从事涉及公众关系的经济、社会活动是非法的;二是登记没有数量限制;三是对申请登记的材料一般只进行形式审查,通常可以当场作出是否准予登记的决定;四是行政机关实施登记没有裁量权。登记主要适用于确立个人、企业或者其他组织特定主体资格、特定身份的事项。

第二节　行政许可的原则

一、合法原则

《行政许可法》第四条确定了行政许可法定的基本原则:设定和实施行政许可,应当依照法定的权限、范围、条件和程序。行政许可法定原则要求行政许可的设定和实施必须有明确的法律依据,并且应当由法定的主体按照法律规定的权限和程序进行,也即行政许可法定原则包括两个层次的含义:

（一）行政许可要依法设定

1.依法定事项设定行政许可　法律、行政法规和地方性法规都只能严格按照《行政许可法》第十二条、第十三条所规定的事项设定行政许可,超越法定许可事项范围设定的行政许可无效。

2. 依法定权限设定行政许可　对于可以依法设定行政许可的事项,行政许可设定机关必须遵守《立法法》有关行政法规、地方性法规、规章等规范性文件的立法权限,以及《行政许可法》有关行政许可设定权限的相关规定,无权或者越权设定的行政许可无效或者将被有权机关撤销。《行政许可法》第七十一条规定,违反本法第十七条规定设定的行政许可,有关机关应当责令设定该行政许可的机关改正,或者依法予以撤销。

3. 依法定程序设定行政许可　许可法定原则强调不仅实体上要合法,程序上也要合法。行政许可管理机关应该按照什么样的程序规制行政许可,行政相对人应按照什么程序取得行政许可等问题都需要有法定依据。设定主体违反法定程序设置许可,将被有权机关根据相应法律、法规撤销。另外许可法定原则还要求行政许可申请人的资格和能力必须符合法定条件,其申请程序必须符合法定要求,申请内容必须符合法律规定及社会公共利益。

(二)行政许可要依法实施

1. 依法定权限实施行政许可　行政机关实施行政许可的权限由行政组织法及设定行政许可的相应行政管理法确定,行政机关只能在其法定权限范围内实施行政许可,否则,即构成越权,越权行为无效。

2. 依法定条件实施行政许可　行政许可存在的前提是法律的一般禁止,且这些一般禁止的行为都关乎公共利益和秩序,与公民、法人或者其他组织的合法权益息息相关。所以,行政机关只能依法定条件实施行政许可,不能向不具备法定条件的申请人发放许可,也不能向许可申请人要求法定条件以外的条件,否则行政许可即失去了其存在的价值。

3. 依法定种类实施行政许可　法律已经设定了行政许可的种类,在这方面行政机关没有自由裁量的余地,只能严格按照该种类实施,不能增减。

4. 依法定方式和程序实施行政许可　程序违法也是违法,《行政许可法》对行政许可程序作了比较详细、全面的规定,行政机关应当本着服务行政的理念,从充分保护行政相对人利益的角度,遵循这些程序实施行政许可。

另外,行政机关实施行政许可应该按照法定方式进行。比如,为了方便行政许可申请人申请,《行政许可法》对集中联合办理行政许可的工作方式作出了规定,行政机关就应该尽量遵照执行。

二、公开、公平、公正原则

(一)公开原则

行政许可公开原则是指行政许可的设定、实施、结果公开,具体包括行政许可依据、许可事项、许可条件和标准、许可程序和费用、许可实施机关、期限、结果等除涉及国家秘密、商业秘密或者个人隐私外,应当予以公布,许可申请人享有查阅许可档案、获取许可标准、条件、程序、费用、限额、结果及其理由等方面事项的权利。

（二）公平原则

1.设定上的公平　行政许可设定上的公平,主要包括两个方面:一是法律赋予了行政相对人在申请和获得许可上的同等的权利和义务。任何申请人符合法定条件和标准的,都有取得行政许可的平等权。在设定行政许可时,不能对个人和组织因为地位、规模大小、地域不同等而规定不同的条件。如《行政许可法》第十五条规定,地方性法规和省级政府规章不得限制其他地区的个人或者企业到本地区从事生产经营和提供服务、不得限制其他地区的商品进入本地区市场。二是法律确定了行政机关保证行政相对人平等获得许可的义务,要求行政机关在实施中不得歧视,否则即应承担相应的法律责任。

2.实施上的公平　行政公平原则对行政活动的要求,简言之就是行政机关在行政管理活动中应做到平等对待一切当事人。具体而言,则表现在两个方面:一是对同一类行政法律关系中的行政相对人应同等对待,不允许任何基于性别、年龄、身份、种族、政治信仰、宗教信仰、学历、籍贯等因素的歧视,同样也不允许部分优待,行政机关必须平等地看待每一个当事人。二是不能对相同的事项作出不同的处理,也不能对不同的事项作出相同的处理(这虽然不是直接针对不同当事人,但由于法律事项是不能离开人而独立存在的,不同法律事项一般都对应着不同的当事人)。在行政许可实施上的公平方面,主要是要求行政机关在实施行政许可中,应做到法定依据的同等性,事件处理的同等性,对同样情况的人予以同样的法律适用,不得歧视,程序上不得偏私。

（三）公正原则

公正原则,要求立法机关在行政许可的设定上应正当地考虑各种相关因素、行政许可的实施机关应正当地实施行政许可。

1.设定上的公正　《行政许可法》第五条明确规定,"设定和实施行政许可,应当遵循公开、公平、公正的原则"。可见,公正原则不只适用于实施方面同样也适用于立法和设定方面。依据公正原则的要求,立法机关应公正地分配行政机关与行政相对人的权利义务。由于行政相对人在行政许可关系中处于弱者的地位,行政机关处于强者的地位,因而总体上说,法律应赋予弱者更多的权利而对强者应施以更多的义务。

《行政许可法》在这方面有着具体的表现:一是将许可权力与责任相对应;二是为行政许可实施机关设置了诸多义务,如规定相关事项应当在办公场所公示、申请人要求行政机关对公示内容予以说明、解释的,行政机关应当说明、解释并应提供准确、可靠的信息；三是为保障行政相对人的合法权益不受行政机关的非法侵犯，规定了许多有利于行政相对人权利保障的条款，如关于听证的权利，行政机关应及时作出是否许可的决定。此外，立法程序上也应做到公正。

2. 实施上的程序公正与实体公正　实施上的公正，表现为程序上的公正与实体上的公正。程序上的公正主要表现为：

（1）行政许可机关及其公务人员在实施许可过程中，必须符合"自己不做自己的法官"这一基本要求。在行政许可行为中，应考虑相关因素，不考虑不相关因素。如果行政许可相对人认为需要回避的，应当遵守《行政许可法》有关回避的规定。

（2）公民、法人或者其他组织对行政机关实施行政许可，享有陈述权、申辩权，许可机关应当听取其意见，特别是可能作出不利于行政相对人的决定时更应如此。行政相对人的陈述和申辩有利于行政机关全面、准确地掌握情况并及时地作出正确决定，同时也便于保护行政相对人的合法权益；许可机关在作出不利于行政相对人的决定之前，应当说明所依据的事实根据和法律理由，这既是对行政相对人的尊重，便于行政相对人理解和服从，更是给予行政相对人申辩的机会。

（3）许可机关应当严格按照《行政许可法》及相关单行法律、法规和规章的程序要求，以合法的方式、采取法定步骤、在法定期限内实施许可活动，给行政相对人以公正的信赖。

许可公正原则在实体上的内容主要表现为许可行为的内容和结果公正。申请人符合法定条件的就应准予其申请；在作出许可的决定时，应符合法律的目的和要求，应基于正当的动机考虑相关的因素而不应当考虑不相关的因素。

三、便民原则

便民原则，就是行政机关在实施行政许可过程中，应当减少环节、降低成本，提高办事效率，提供优质服务。行政机关实施行政许可，应当做到：

1. 行政许可需要行政机关内设的多个机构办理的，该行政机关应当确定一个机构统一受理行政许可申请，统一送达行政许可决定。行政许可依法由地方人民政府两个以上部门分别实施的，本级人民政府可以确定一个部门受理行政许可申请并转告有关部门分别提出意见后统一办理，或者组织有关部门联合办理、集中办理。经国务院批准，省级人民政府根据精简、统一、效能的原则，可以决定一个行政机关行使有关行政机关的行政许可权。

2. 行政机关应当将法律、法规、规章规定的有关行政许可事项、依据、条件、数量、程序、期限以及需要提交的全部材料的目录和申请书示范文本等在办公场所公示。允许并鼓励申请人通过信函、传真、电子数据交换等方式提出申请;提供许可示范文本,允许当场更正申请材料中的错误等。

3.对符合法定形式、材料齐全的申请,应当尽量当场受理,不得拖延。

4.应当严格在法定期限内作出行政许可决定或者办完有关事项。

5.提供优质服务。

四、救济原则

根据《行政许可法》的规定,行政机关实施行政许可,应当做到:在实施行政许可的各个环节,都应当保护公民、法人或其他组织的陈述权、申辩权。对依法需要听证的事项,必须依法告知申请人、利害关系人享有听证的权利并依法举行听证。公民、法人或其他组织对行政许可不服申请行政复议或者提起行政诉讼,行政机关应当积极参加行政复议或行政诉讼;因违法实施行政许可造成公民、法人或其他组织权益损害的,应当依法承担赔偿责任。

五、信赖保护原则

信赖保护原则是指行政许可一经作出就具有法律效力,非法定事由、非经法定程序不得擅自改变已经生效的行政许可。被许可人的合法权益因卫生行政机关不当行为受到损害的,受害人有权依法要求赔偿。

《行政许可法》第八条规定:公民、法人或者其他组织依法取得的行政许可受法律保护,行政机关不得擅自改变已经生效的行政许可。行政许可所依据的法律、法规、规章修改或废止,或者准予行政许可所依据的客观情况发生重大变化的,为了公共利益的需要,行政机关可以依法变更或者撤回已经生效的行政许可。由此给公民、法人或者其他组织造成财产损失的,行政机关应当依法给予补偿。

六、行政许可不得转让原则

根据行政许可法的规定,申请人取得行政许可必须具备一定的条件,同时需经过行政机关的严格审查。如果允许申请人在取得行政许可以后随意地进行转让,将不利于行政许可制度的实施,行政许可也失去其意义。《行政许可法》第九条规定:依法取得的行政许可,除法律、法规依照法定条件和程序可以转让的外,不得转让。至于哪些行政许可可以转让,依照什么条件和程序转让,由单行法律、法规规定。

七、监督原则

监督原则,是指行政机关应当依法加强对行政机关实施行政许可和从事行政许可事项活动的监督。根据《行政许可法》规定,行政许可的监督包括两个方面:一是行政机关内部的监督;二是行政机关对相对人的监督。

第三节 行政许可实施程序

行政许可实施的程序,是指国家为保障行政许可权的公正和有效行使而规定的实施行政许可行为必须遵循的方式、步骤、时限和顺序。行政许可实施程序分为一般程序和特别程序。

一、申请与受理

公民、法人或者其他组织从事特定活动,依法需要取得行政许可的,应当向行政机关提出申请。申请书需要采用格式文本的,行政机关应当向申请人提供行政许可申请书格式文本。申请书格式文本中不得包含与申请行政许可事项没有直接关系的内容。

申请人可以委托代理人提出行政许可申请。但是,依法应当由申请人到行政机关办公场所提出行政许可申请的除外。行政许可申请可以通过信函、电报、电传、传真、电子数据交换和电子邮件等方式提出。

行政机关应当将法律、法规、规章规定的有关行政许可的事项、依据、条件、数量、程序、期限以及需要提交的全部材料的目录和申请书示范文本等在办公场所公示。申请人要求行政机关对公示内容予以说明、解释的,行政机关应当说明、解释,提供准确、可靠的信息。

申请人申请行政许可,应当如实向行政机关提交有关材料和反映真实情况,并对其申请材料实质内容的真实性负责。行政机关不得要求申请人提交与其申请的行政许可事项无关的技术资料和其他材料。

行政机关对申请人提出的行政许可申请,应当根据下列情况分别作出处理:

1. 申请事项依法不需要取得行政许可的,应当即时告知申请人不受理。

2. 申请事项依法不属于本行政机关职权范围的,应当即时作出不予受理的决定,并告知申请人向有关行政机关申请。

3. 申请材料存在可以当场更正的错误的,应当允许申请人当场更正。

4. 申请材料不齐全或者不符合法定形式的,应当当场或者在5日内一次告知申请人需要补正的全部内容,逾期不告知的,自收到申请材料之日起即为受理。

5. 申请事项属于本行政机关职权范围,申请材料齐全、符合法定形式,或者申请人按照本行政机关的要求提交全部补正申请材料的,应当受理行政许可申请。

行政机关受理或者不予受理行政许可申请,应当出具加盖本行政机关专用印章和注明日期的书面凭证。

行政机关应当建立和完善有关制度,推行电子政务,在行政机关的网站上公布行政许可事项,方便申请人采取数据电文等方式提出行政许可申请;应当与其他行政机关共享有关行政许可信息,提高办事效率。

二、审查与决定

行政机关应当对申请人提交的申请材料进行审查。申请人提交的申请材料齐全、符合法定形式,行政机关能够当场作出决定的,应当当场作出书面的行政许可决定;根据法定条件和程序,需要对申请材料的实质内容进行核实的,行政机关应当指派两名以上工作人员进行核查。

依法应当先经下级行政机关审查后报上级行政机关决定的行政许可,下级行政机关应当在法定期限内将初步审查意见和全部申请材料直接报送上级行政机关。上级行政机关不得要求申请人重复提供申请材料。

行政机关对行政许可申请进行审查时,发现行政许可事项直接关系他人重大利益的,应当告知该利害关系人。申请人、利害关系人有权进行陈述和申辩。行政机关应当听取申请人、利害关系人的意见。

申请人的申请符合法定条件、标准的,行政机关应当依法作出准予行政许可的书面决定。行政机关依法作出不予行政许可的书面决定的,应当说明理由,并告知申请人享有依法申请行政复议或者提起行政诉讼的权利。

行政机关作出准予行政许可的决定,需要颁发行政许可证件的,应当向申请人颁发加盖本行政机关印章的下列行政许可证件:

1. 许可证、执照或者其他许可证书。
2. 资格证、资质证或者其他合格证书。
3. 行政机关的批准文件或者证明文件。
4. 法律、法规规定的其他行政许可证件。

行政机关实施检验、检测、检疫的,可以在检验、检测、检疫合格的设备、设施、产品、物品上加贴标签或者加盖检验、检测、检疫印章。

行政机关作出的准予行政许可决定,应当予以公开,公众有权查阅。

法律、行政法规设定的行政许可,其适用范围没有地域限制的,申请人取得的行政许可在全国范围内有效。

三、期限

行政机关对行政许可申请进行审查后,除当场作出行政许可决定的外,应当在法定期限内按照规定程序作出行政许可决定。一般,行政机关应当自受理行政许可申请之日起 20 日内作出行政许可决定。20 日内不能作出决定的，经本行政机关负责人批准，可以延长 10 日，并应当将延长期限的理由告知申请人。但是，法律、法规另有规定的，依照其规定。

依照《行政许可法》第二十六条的规定，行政许可采取统一办理或者联合办理、集中办理的，办理的时间不得超过 45 日；45 日内不能办结的，经本级人民政府负责人批准，可以延长 15 日，并应当将延长期限的理由告知申请人。

依法应当先经下级行政机关审查后报上级行政机关决定的行政许可，下级行政机关应当自其受理行政许可申请之日起 20 日内审查完毕。但是，法律、法规另有规定的，依照其规定。

行政机关作出准予行政许可的决定，应当自作出决定之日起 10 日内向申请人颁发、送达行政许可证件，或者加贴标签、加盖检验、检测、检疫印章。

行政机关作出行政许可决定，依法需要听证、招标、拍卖、检验、检测、检疫、鉴定和专家评审的，所需时间不计算在前述规定的期限内。行政机关应当将所需时间书面告知申请人。

四、听证

法律、法规、规章规定实施行政许可应当听证的事项，或者行政机关认为需要听证的其他涉及公共利益的重大行政许可事项，行政机关应当向社会公告，并举行听证。

行政许可直接涉及申请人与他人之间重大利益关系的，行政机关在作出行政许可决定前，应当告知申请人、利害关系人享有要求听证的权利；申请人、利害关系人在被告知听证权利之日起 5 日内提出听证申请的，行政机关应当在 20 日内组织听证。申请人、利害关系人不承担行政机关组织听证的费用。

听证按照下列程序进行：

1. 行政机关应当于举行听证的 7 日前将举行听证的时间、地点通知申请人、利害关系人，必要时予以公告。

2. 听证应当公开举行。

3. 行政机关应当指定审查该行政许可申请的工作人员以外的人员为听证主持人，申请人、利害关系人认为主持人与该行政许可事项有直接利害关系的，有权申请回避。

4. 举行听证时，审查该行政许可申请的工作人员应当提供审查意见的证据、理由，申请人、利害关系人可以提出证据，并进行申辩和质证。

5. 听证应当制作笔录，听证笔录应当交听证参加人确认无误后签字或者盖章。

行政机关应当根据听证笔录，作出行政许可决定。

五、变更与延续

(一)变更

被许可人要求变更行政许可事项的,应当向作出行政许可决定的行政机关提出申请;符合法定条件、标准的,行政机关应当依法办理变更手续。

(二)延续

被许可人需要延续依法取得的行政许可的有效期的,应当在该行政许可有效期届满 30 日前向作出行政许可决定的行政机关提出申请。但是,法律、法规、规章另有规定的,依照其规定。行政机关应当根据被许可人的申请,在该行政许可有效期届满前作出是否准予延续的决定;逾期未作决定的,视为准予延续。

六、特别程序

(一)国务院许可程序

国务院实施行政许可的程序,适用有关法律、行政法规的规定。

(二)特许程序

行政机关应当通过招标、拍卖等公平竞争的方式作出决定。但是,法律、行政法规另有规定的,依照其规定。行政机关通过招标、拍卖等方式作出行政许可决定的具体程序,应当依照有关法律、行政法规的规定。行政机关按照招标、拍卖程序确定中标人、买受人后,应当作出准予行政许可的决定,并依法向中标人、买受人颁发行政许可证件。

(三)认可程序

赋予公民特定资格,依法应当举行国家考试的,行政机关根据考试成绩和其他法定条件作出行政许可决定;赋予法人或者其他组织特定的资格、资质的,行政机关根据申请人的专业人员构成、技术条件、经营业绩和管理水平等的考核结果作出行政许可决定。但是,法律、行政法规另有规定的,依照其规定。

公民特定资格的考试依法由行政机关或者行业组织实施,公开举行。行政机关或者行业组织应当事先公布资格考试的报名条件、报考办法、考试科目以及考试大纲。但是,不得组织强制性的资格考试的考前培训,不得指定教材或者其他助考材料。

(四)核准程序

应当按照技术标准、技术规范依法进行检验、检测、检疫,行政机关根据检验、检测、检疫的结果作出行政许可决定。

行政机关实施检验、检测、检疫,应当自受理申请之日起 5 日内指派两名以上工作人员按照技术标准、技术规范进行检验、检测、检疫。不需要对检验、检测、检疫结果作进一步技术分析即可认定设备、设施、产品、物品是否符合技术标准、技术规范的，行政机关应当场作出行政许可决定。

行政机关根据检验、检测、检疫结果，作出不予行政许可决定的，应当书面说明不予行政许可所依据的技术标准、技术规范。

（五）登记程序

通常情况下，行政机关只对申请材料作形式审查。申请人提交的申请材料齐全、符合法定形式的，行政机关应当场予以登记。需要对申请材料的实质内容进行核实的，行政机关应当指派两名以上工作人员进行核查。

（六）有数量限制的行政许可的程序

有数量限制的行政许可，两个或者两个以上申请人的申请均符合法定条件、标准的，行政机关应当根据受理行政许可申请的先后顺序作出准予行政许可的决定。但是，法律、行政法规另有规定的，依照其规定。

第四节　行政许可的效力与监管

一、行政许可的效力

行政许可一经发生效力，其法律效果就自动实现而无须进一步执行。行政许可具有除执行力之外的单方行政法律行为的其他效力，即公定力、确定力和拘束力。另外，由于行政许可涉及被许可人的某种法律资格或法律权利，因而行政许可还具有证明力，即被许可人持有的许可证或执照等是被许可人拥有某种法律权利或法律资格的有效证明。

二、行政许可的监管

行政许可的监管是指对行政机关实施行政许可的行为，以及取得行政许可的人遵守法律、法规以及有关行政许可规定的情况进行监督检查。包括两方面内容：一是上级行政机关对下级行政机关实施行政许可活动的监督；二是作出行政许可的机关对被许可人从事被许可事项的活动的监督检查。

1. 对许可机关的监督　上级行政机关应当加强对下级行政机关实施行政许可的监督检查，及时纠正行政许可实施中的违法行为。

2. 对被许可人的监督

（1）书面检查和实地检查：行政机关应当建立健全监督制度，通过核查反映被许可人从事行政许可事项活动情况的有关材料，履行监督责任。行政机关依法对被许可人从事行政许可事项的活动进行监督检查时，应当将监督检查的情况和处理结果予以记录,由监督检查人员签字后归档。公众有权查阅行政机关监督检查记录。

行政机关可以对被许可人生产经营的产品依法进行抽样检验、检测、检疫,对其生产经营场所依法进行实地检查。检查时,行政机关可以依法查阅或者要求被许可人报送有关材料;被许可人应当如实提供有关情况和材料。

行政机关根据法律、行政法规的规定,对直接关系公共安全、人身健康、生命财产安全的重要设备、设施进行定期检验。对检验合格的,行政机关应当颁发相应的证明文件。

行政机关应当创造条件,实现与被许可人、其他有关行政机关的计算机档案系统互联,核查被许可人从事行政许可事项活动情况。

(2)被许可人的自检制度:对直接关系公共安全、人身健康、生命财产安全的重要设备、设施,行政机关应当督促设计、建造、安装和使用单位建立相应的自检制度。

行政机关在监督检查时,发现直接关系公共安全、人身健康、生命财产安全的重要设备、设施存在安全隐患的,应当责令停止建造、安装和使用,并责令相关单位立即改正。

(3)对取得特许的人的监督:取得直接关系公共利益的特定行业的市场准入行政许可的被许可人,应当按照国家规定的服务标准、资费标准和行政机关依法规定的条件,向用户提供安全、方便、稳定和价格合理的服务,并履行普遍服务的义务;未经作出行政许可决定的行政机关批准,不得擅自停业、歇业。被许可人不履行前述规定的义务的,行政机关应当责令限期改正,或者依法采取有效措施督促其履行义务。

被许可人未依法履行开发利用自然资源义务或者未依法履行利用公共资源义务的,行政机关应当责令限期改正;被许可人在规定期限内不改正的,行政机关应当依照有关法律、行政法规的规定予以处理。

(4)监督机制:个人和组织发现违法从事行政许可事项的活动,有权向行政机关举报,行政机关应当及时核实、处理。

被许可人在作出行政许可决定的行政机关管辖区域外违法从事行政许可事项活动的,违法行为发生地的行政机关应当依法将被许可人的违法事实、处理结果抄告作出行政许可决定的行政机关。

(5)监督规则:行政机关实施监督检查,不得妨碍被许可人正常的生产经营活动,不得索取或者收受被许可人的财物,不得谋取其他利益。

三、行政许可的撤销与注销

1.行政许可的撤销　行政许可的撤销,是指作出行政许可决定的行政机关或者其上级行政机关,根据利害关系人的请求或者依据其职权,对准予行政许可的决定依法撤销其法律效力的行为。

(1)依法可以撤销的情形:有以下情形之一的,作出行政许可决定的行政机关或者其上级行政机关,根据利害关系人的请求或者依据职权,可以撤销行政许可:①行政机关工作人员滥用职权、玩忽职守作出准予行政许可决定的;②超越法定职权作出准予行政许可决定的;③违反法定程序作出准予行政许可决定的;④对不具备申请资格或者不符合法定条件的申请人准予行政许可决定的;⑤依法可以撤销行政许可的其他情形。

依照上述规定撤销行政许可,被许可人的合法权益受到损害的,行政机关应当依法给予赔偿。

(2)依法应当撤销的情形:被许可人以欺骗、贿赂等不正当手段取得行政许可的,应当予以撤销。依照前述规定撤销行政许可的,被许可人基于行政许可取得的利益不受保护。

(3)撤销的例外:撤销行政许可,可能对公共利益造成重大损害的,不予撤销。

2.行政许可的注销 注销行政许可,是指基于特定事实的出现,而由行政机关依据法定程序收回行政许可证件或者公告行政许可失去效力。

有以下情形之一的,行政机关应当依法办理有关行政许可的注销手续:①行政许可有效期届满未延续的;②赋予公民特定资格的行政许可,该公民死亡或者丧失行为能力的;③法人或者其他组织依法终止的;④行政许可依法被撤销、撤回,或者行政许可证件依法被吊销的;⑤因不可抗力导致行政许可事项无法实施的;⑥法律、法规规定的应当注销行政许可的其他情形。

第五节 行政许可的法律责任

一、行政许可机关及其工作人员的法律责任

行政机关及其工作人员违反《行政许可法》的规定,有以下情形之一的,由其上级行政机关或者监察机关责令改正;情节严重的,对直接负责的主管人员和其他直接责任人员依法给予行政处分:①对符合法定条件的行政许可申请不予受理的;②不在办公场所公示依法应当公示的材料的;③在受理、审查、决定行政许可过程中,未向申请人、利害关系人履行法定告知义务的;④申请人提交的申请材料不齐全、不符合法定形式,不一次告知申请人必须补正的全部内容的;⑤未依法说明不受理行政许可申请或者不予行政许可的

理由的;⑥依法应当举行听证而不举行的。

行政机关工作人员办理行政许可、实施监督检查,索取或者收受他人财物或者谋取其他利益,尚不构成犯罪的,依法给予行政处分;构成犯罪的,依法追究刑事责任。

行政机关实施行政许可,有以下情形之一的,由其上级行政机关或者监察机关责令改正,对直接负责的主管人员和其他直接责任人员依法给予行政处分;构成犯罪的,依法追究刑事责任:①对不符合法定条件的申请人准予行政许可或者超越法定职权作出准予行政许可决定的;②对符合法定条件的申请人不予行政许可或者不在法定期限内作出准予行政许可决定的;③依法应当根据招标、拍卖结果或者考试成绩择优作出准予行政许可决定,未经招标、拍卖或者考试,或者不根据招标、拍卖结果或者考试成绩择优作出准予行政许可决定的。

行政机关实施行政许可,擅自收费或者不按照法定项目和标准收费的,由其上级行政机关或者监察机关责令退还非法收取的费用;对直接负责的主管人员和其他直接责任人员依法给予行政处分。

截留、挪用、私分或者变相私分实施行政许可依法收取的费用的,予以追缴;对直接负责的主管人员和其他直接责任人员依法给予行政处分;构成犯罪的,依法追究刑事责任。

行政机关违法实施行政许可,给当事人的合法权益造成损害的,应当依照国家赔偿法的规定给予赔偿。

行政机关不依法履行监督职责或者监督不力,造成严重后果的,由其上级行政机关或者监察机关责令改正,对直接负责的主管人员和其他直接责任人员依法给予行政处分;构成犯罪的,依法追究刑事责任。

二、行政许可申请人及被许可人的法律责任

行政许可申请人隐瞒有关情况或者提供虚假材料申请行政许可的,行政机关不予受理或者不予行政许可,并给予警告;行政许可申请属于直接关系公共安全、人身健康、生命财产安全事项的,申请人在 1 年内不得再次申请该行政许可。

被许可人以欺骗、贿赂等不正当手段取得行政许可的,行政机关应当依法给予行政处罚;取得的行政许可属于直接关系公共安全、人身健康、生命财产安全事项的,申请人在 3 年内不得再次申请该行政许可;构成犯罪的,依法追究刑事责任。

被许可人有以下行为之一的,行政机关应当依法给予行政处罚;构成犯罪的,依法追究刑事责任:①涂改、倒卖、出租、出借行政许可证件,或者以其

他形式非法转让行政许可的;②超越行政许可范围进行活动的;③向负责监督检查的行政机关隐瞒有关情况、提供虚假材料或者拒绝提供反映其活动情况的真实材料的;④法律、法规、规章规定的其他违法行为。

公民、法人或者其他组织未经行政许可,擅自从事依法应当取得行政许可的活动的,行政机关应当依法采取措施予以制止,并依法给予行政处罚;构成犯罪的,依法追究刑事责任。

第三章
卫生计生监督检查

第一节　概　　述

一、卫生计生监督检查的概念

卫生计生监督检查，是卫生计生行政部门为实现卫生计生行政管理的目标和任务，依法对公民、法人和其他组织遵守卫生计生法律规范和履行具体行政决定的情况进行察看、调查和监督的卫生计生行政执法行为，是维护正常公共卫生秩序和医疗服务秩序的重要保障。

二、卫生计生监督检查的特征

从卫生计生监督检查的概念上来看，监督检查行为主要是卫生计生行政部门通过对管理相对人对法律法规遵守和行政决定的履行情况的监督检查，来达到履行监督管理职责。一般来讲，卫生计生监督检查行为具有以下两个方面的特征：

（一）行政机关依职权的具体行政行为

卫生计生监督检查是依照相关的法律法规，对管理相对人实施的一种实地勘察、调查，是一种具体行政行为。这种具体行政行为的实施，需要在依据、程序、形式上符合法定的要求。一般来讲，监督检查行为的实施，是行政机关的一种单向行为，不建立在管理相对人申请的基础上，而是根据管理上的需要，对管理相对人进行监督检查。当然，这种监督检查除了符合合法性的要求外，在频次、方法上也需要合理，不能干扰管理相对人的正常生产经营活动，如果监督检查行为侵害了管理相对人的合法权益，需要承担赔偿责任。

（二）一种过程性的行政行为

监督检查行为和行政处罚、行政许可等行为不同，通过检查、调查等方式，达到了解管理相对人状况、收集相关材料或证据等目的，不是决定性的行为,而是一种过程性的行政行为。一是对管理相对人的守法情况进行监督检查,收集相关的证据材料;二是对管理相对人卫生计生行政决定履行和整改情况实施监督检查,保证行政决定的有效履行和违法行为的整改到位。

第二节　卫生计生监督检查的基本原则

一、合法性原则

卫生计生监督检查是卫生计生行政执法的一种形式,具备卫生计生行政执法的一般特征,也有自身的特点。总体上来讲,卫生计生监督检查作为具体行政行为的一种,其实施过程必须符合卫生计生执法的一般原则。卫生计生监督检查必须有法定的依据、法定的主体、有资质的执法人员、合法的程序、规范的文书等各种合法要件,才能保证卫生计生监督检查行为的合法性。

二、客观性原则

监督检查活动作为对管理相对人现场状况的调查,直接面对生产经营场所或者有关的证据材料,必须面对客观的实际情况,对照法律法规标准的规定进行判定,必须要避免弄虚作假、臆想推断等情况的发生。同时,对于在现场监督检查中的执法文书的记载,必须根据现场的实际情况如实记录。坚持客观性的原则是保证监督检查行为客观公正,监督检查结果真实有效的一个前提条件。

三、关联性原则

卫生计生监督检查行为作为全面掌握管理相对人卫生状况的一种有效方式,需要将检查内容和检查目的密切关联。比如,监督抽检行为必须遵循样品抽取的相关规则,所抽取的样品,能真正反映被抽检对象的整体水平,即通过对具有代表性样品的监督抽检能客观推断全部被测产品、场所和环境的卫生质量;不能人为、随意、有取舍地抽取样品,导致抽检结果无法反映产品或场所的真实状况。另外,在特定的监督检查行为中,要针对特定的需要开展监督检查并调取证据资料。同时,监督现场的情况具有不确定性和动态变化性,因此,针对不同对象的监督检查行为,应当在合适的时间节点实施,才能发现或者固定相关的情况。比如,对于管理相对人的生产或者执业行为合法性的检查,应当在其生产执业的过程中进行;对于一过性的违法行为,需要在违法行为进行过程中及时在现场实施监督检查,固定违法行为的相关证据。

第三节　卫生计生监督检查的种类

卫生计生监督检查根据不同的目的、方式可以有多种分类方法。从大类上来讲，卫生计生监督检查可以分为一般性的监督检查和运用技术手段开展的监督抽检工作。前者包括日常卫生计生监督检查、专项卫生计生监督检查、许可后卫生计生监督检查、行政执法后复查等种类；后者根据不同的检验方式可以分为监督采样后委托检验、现场快速检验，按照不同的样品种类，可以分为产品样品检验、非产品样品检验。

一、日常监督检查

日常监督检查，可根据实际情况，建立日常监督检查机制，提高卫生计生监督检查效率和效果。根据风险等级、量化分级要求、工作重点等因素，进一步明确各专业的重点监管对象和一般监管对象，提出不同的日常监督检查要求。同时，结合各专业的要求，并结合区域的特点，制定相应的年度工作计划，细化日常监督检查的覆盖、频次等内容，提升卫生计生监督检查效果。在具体实施过程中，要按照各专业的检查要点全面、细致地开展日常监督检查，并认真制作相关执法文书。在日常监督检查中发现的违法违规行为应依法处理，落实后续相关行政执法行为。在开展日常监督检查的同时，要做好法律法规的宣传贯彻及培训，强化管理相对人的责任意识。

二、专项监督检查

专项监督检查，可以根据统一部署，结合重点、热点、举报投诉、突发事件、媒体曝光、督办交办等情况，针对存在的突出问题开展专项监督检查工作。对于确定的专项监督工作，需要制定实施方案，组织开展专项检查，对专项检查工作进行指导、评估、总结，并要落实查处、整改等后续工作，提高监督检查工作效果。

三、行政许可后监督检查

行政许可后监督检查，应当依据《行政许可法》和对行政许可后监管工作的要求和规定，根据不同专业和类别的监管内容要求和特点，确定行政许可后监督检查对象、内容及检查方式和措施，对发放许可证后管理相对人的卫生状况进行及时有效的监督检查。依据行政许可标准，结合日常监督检查要求，对新发证对象开展许可后卫生计生监督检查。卫生计生行政部门可以规定在发证后一定的期限内完成对许可对象的许可后监管,重点核查许可对象是否按照被许可审批的条件、标准、范围等开展生产经营活动,是否按照承诺的内容落实场地、设施、人员配备及相应的管理要求,将行政许可与日常监督检查、校验等工作相衔接,切实将行政许可后监管工作落到实处。根据监管发现的不同情况,采取责令改正、行政处罚、甚至撤销行政许可等措施,有效保证许可条件的落实。

四、行政执法后复查

行政执法后复查以进一步落实行政执法的结果成效。在实际工作中,可将行政处罚、责令整改、监督意见、投诉举报、重大媒体关注等执法事项作为开展复查工作的重点,对被处罚人行政处罚结果履行情况、违法违规行为整改情况、投诉举报结果消除情况、重大媒体关注热点后续情况等开展处罚后复查。对于需要开展执法后复查的,可规定在一定的期限内完成。根据违法行为性质及危害程度,可以采取现场检查、书面调查、询问调查等方式完成复查。

第四节　卫生计生监督检查的程序与要求

卫生计生监督检查分为一般性的卫生计生监督检查和监督抽检两种形式。这两种形式的程序和要求不尽相同,本章主要介绍常规的监督检查的程序和要求,对于监督抽检的程序和要求,将在"卫生计生监督采样与现场快速检测"一章中介绍。

结合卫生执法实践,可以对卫生计生监督检查工作大体上分为检查前准备、检查实施和检查结果处理3个阶段。

一、检查前准备阶段

(一)监督检查前的准备工作

1.熟悉被检查人的有关情况和监督检查的有关内容　应当熟悉有关卫生计生法律、法规和规章的相关内容;了解有关卫生计生标准和卫生计生要求;通过卫生计生监督相关档案信息系统了解被检查人基本情况,如:生产状况、生产环境、生产工艺、经营范围、以往监督情况等。

2.备好监督检查所需的物品　如监测、采样及取证的工具和设备。

3.备好监督检查所需的文书　如现场笔录、询问笔录、产品样品采样记录、非产品样品采样记录、卫生监督意见书、证据先行登记保存决定书、卫生行政控制决定书、封条、卫生行政强制决定书、当场行政处罚决定书等。

4. 人员安排及计划拟定 根据监督检查内容,合理安排监督员,拟定监督检查计划。

（二）特定目的的监督检查准备

1. 投诉举报调查 调查投诉举报事件前的准备工作主要是:①对投诉举报内容进行分析讨论,必要时可成立专案组;②制定详细调查方案,确定监督检查的重点内容或检查中应重点注意的环节;③根据需要,对投诉举报内容进行前期的暗访摸底,或就投诉举报内容对被投诉举报人或相关知情人进行外围调查。

2. 取缔无证行医 取缔无证行医前的准备工作主要是:①根据建立的相关卫生计生监督无证行医库了解行医点或行医人的基本情况和历史处罚情况;②可先行暗访摸底,了解无证行医场所及周边情况;③准备好照相机、摄像机等取证工具和收缴物品运输工具;④拟定遇阻扰执法、暴力抗法等突发情况时的应急预案;⑤必要时可会同公安、工商、城管等部门联合执法。

3. 突发公共卫生事件调查 调查突发公共卫生事件前的准备工作主要是:①制定应急预案,配置应急仪器,配备应急队伍;②接到有关信息后应尽快进入现场;③熟悉各类突发公共卫生事件的处理原则。

4. 暗访调查 暗访调查前的准备工作主要是:①注意安全,避免暴露身份;②准备好摄像器材、录音笔等取证设备;③摸清经营场所及周边情况,生产经营流程,原材料、药品、器械、生产工具等的储存场所,生产产品流向。

5. 检验不合格情况的复查 复查前的准备工作主要是:①准备好不合格样品的采样单及检验报告;②对不合格样品及不合格项目的原因进行分析;③准备好相关的采样仪器及工具;④准备好采样相关文书。

二、检查实施阶段

（一）一般要求

从合法、规范、有效的角度对卫生计生监督检查行为提出相应的要求。

1. 对监督员的一般要求 监督检查由 2 名以上监督员进行,监督员在监督检查时应表明身份,出示证件,着装整齐,并告知被检查人实施监督检查的依据和相关的权利义务。

2. 对监督员的执法要求 在监督检查中应做到严格执法,文明执法;既要防止"滥作为",又要杜绝"不作为"。

3. 监督员进行监督检查时应根据被检查人的具体情况分别行使下列监督检查职权:

（1）听取被检查人根据监督检查内容所作的介绍;

（2）查阅被检查人的相关证照、主体资格、身份证明、制度、记录、技术资料、产品配方和必需的财务账目及其他书面文件；

（3）运用卫生专业技术手段进行实地检查、勘验、测试和采样；

（4）根据需要对有关人员进行询问；

（5）确定事实证据。

4. 根据不同的监督目的，合理安排监督员和职责分工　每次监督检查的内容一般不需面面俱到，可以有所侧重，但重点内容的检查应全面、深入、细致，不应满足于局部或表面。

5. 监督检查所取证物的要求　监督检查所取证物尽可能是原件、原物，确有困难的，可由提交证据的单位或个人在复制品、照片等物件上签章，并注明"与原件（物）相同"字样或文字说明。

6. 特殊区域的检查要求　监督检查须进入特殊区域时，应遵守被检查人的卫生、安全管理规定，避免影响被检查人的正常工作秩序、工作条件和工作环境等。

7. 检查结果的记录及证据的收集　监督员在监督检查中发现被检查人存在的违反有关卫生计生法律、法规、规章的事实，除制作现场检查笔录外，还应根据卫生行政处罚程序的有关规定，及时、积极开展书证、物证、影像资料等其他相关证据的收集工作。

8. 其他　监督员发现证据有可能毁损、灭失或以后难以取得的情况时，应当及时调取或采取证据先行登记保存、封存、留样及摄影摄像等证据保全措施。

（二）证据搜集要求

监督员在监督检查过程中，应当注意搜集与事实有关的证据，尤其对一些明显违反卫生计生法律、法规和规章的事实或者行为；应当通过各种形式固定证据，以便依法作出进一步处理；应在第一时间搜集易被藏匿的证据，主要有生产经营记录、病历、门诊登记、检查治疗单、收费单据等。相关证据的搜集要求详见第五章"卫生计生监督证据的应用"。

检查实施阶段现场检查笔录的制作详见第七章"卫生计生行政执法文书"。

第五节　卫生计生监督检查结果的应用

对于卫生计生监督检查的结果，我们可以按照不同的用途，分为卫生状况评价依据、作出卫生计生行政处理依据和作为卫生计生违法行为证据 3 种类型。对于管理相对人的卫生状况，可以通过历次的监督检查情况进行总体评估,并发现其变化趋势,作为量化分级管理等的重要依据。而对于在监督检查中发现的问题,可以通过责令改正、提出监督意见、采取强制措施、行政处罚、公告等各种方式进行不同的处理。

1.违法事实情节显著轻微的,可以发出《卫生监督意见书》,要求被检查人予以纠正。

2.违法事实清楚、证据确凿并有法定依据,依照《行政处罚法》和有关卫生计生法律、法规和规章,可以适用简易程序当场作出行政处罚的,应该当场作出行政处罚。

3.违法事实需作进一步调查取证予以核实的,应依照《行政处罚法》和行政处罚程序中的一般程序的有关规定,予以立案并作进一步处理。

4.违法事实不属于本卫生计生行政部门管辖的,应及时移送有关部门进一步处理。

(1)移送上一级卫生计生行政部门处理:违法事实依法应当由上一级卫生计生行政部门处理的。

(2)移送司法机关处理:违法事实情节严重,危害极大,应当追究其刑事责任的。

(3)移送其他行政执法机关处理:违法事实应当由其他行政执法机关处理的。

(4)移送纪检监察部门处理:违法事实涉及被监察对象违纪违法的。

5. 对于抽检结果的应用　对卫生监督抽检结果不合格的产品、水、场所或环境,应由卫生计生行政部门依照有关卫生计生法律、法规、规章对被抽检单位或个人进行查处并要求其进行整改。可以依据其不合格项目或者指标的可能危害后果,依法采取对产品、场所的控制或者强制措施,如果可能造成传染病或者其他公共卫生事件的,及时报请上级行政部门或者政府采取相应的措施予以处置。

6. 对卫生监督和抽检结果,可通过有关媒体予以公示或曝光的形式向社会公开,保障公民知情权和监督权。另外,根据对监督抽检状况数据的统计分析,向社会发布卫生状况预警信息。

第四章

卫生计生行政处罚

第一节 概　　述

一、卫生计生行政处罚的概念

1996 年我国颁布实施的《行政处罚法》，是规范行政机关行政处罚行为的基本法律。行政处罚，是指行政机关为保护公民、法人和其他组织的合法权益，维护公共利益和社会秩序，依照法定职权和程序，对违反行政法律规范的尚未构成犯罪的行为主体，给予行政制裁的行政行为。

卫生计生行政处罚有狭义和广义之分。狭义的卫生计生行政处罚，其执法主体只限于各级卫生计生行政部门对公民、法人或其他组织违反卫生计生行政法律规范的行为所给予的制裁。广义的卫生计生行政处罚，其执法主体除各级卫生计生行政部门外，还包括药品监督部门、质量监督检验检疫机关等其他具有某一方面卫生事务管理和执法职能的行政机关或者法律法规授权的组织，对公民、法人或其他组织违反卫生计生行政法律规范的行为所给予的制裁。我们这里讨论的卫生计生行政处罚，是指狭义的卫生计生行政处罚。

卫生计生行政处罚，是指县级以上卫生计生行政部门依据卫生计生法律、法规、规章，对应受制裁的违法行为主体，作出的警告、罚款、没收违法所得、责令停产停业、吊销许可证等处罚的行政行为。

二、卫生计生行政处罚的原则

按照《行政处罚法》和《卫生行政处罚程序》等规定，实施卫生计生行政处罚，应当遵循以下原则：

（一）法定原则

法定原则是行政合法性原则在行政处罚行为中的集中体现，其基本内涵是依据法定、主体法定、职权法定、程序法定。

（二）公正、公开原则

行政处罚遵循公正、公开的原则。

设定和实施行政处罚必须以事实为依据，与违法行为的事实、性质、情节以及社会危害程度相当。

对违法行为给予行政处罚的规定必须公布；未经公布的，不得作为行政处罚的依据。

（三）处罚与教育相结合原则

行政处罚是法律制裁的一种形式，但又不仅仅是一种制裁，它兼有惩戒与教育的双重功能。处罚不是目的，而是手段，通过处罚达到教育的目的。实施行政处罚，纠正违法行为，应当坚持处罚与教育相结合，教育公民、法人或者其他组织自觉守法。

（四）保障相对人权利原则

相对人对行政主体给予的行政处罚依法享有陈述权、申辩权；对责令停产停业、吊销许可证或执照、较大数额的罚款等行政处罚还依法享有听证权；对行政处罚决定不服的，有权申请行政复议或者提起行政诉讼。相对人因行政机关违法给予行政处罚权益受到损害的，有权提出赔偿要求。在行政处罚中必须提供充分的救济，才能真正保障相对人的权利。

（五）监督制约原则

该原则要求上级行政机关对下级行政机关实施的行政处罚、本机关内部法制机构对本机关实施的行政处罚进行监督。主要是对行政机关及其执法人员实施和适用行政处罚的情况进行了解、督促和检查，对违法或者不当的行政处罚决定予以撤销、及时加以纠正。

三、卫生计生行政处罚的设定

法律可以设定各种行政处罚。行政法规可以设定除限制人身自由以外的行政处罚。卫生计生法律不涉及限制人身自由的处罚，因此卫生计生法律和卫生计生行政法规设定的处罚种类是一致的，涵盖了除限制人身自由以外的各种处罚。法律对违法行为已经作出行政处罚规定，行政法规需要作出具体规定的，必须在法律规定的给予行政处罚的行为、种类和幅度的范围内。

地方性法规可以设定除限制人身自由、吊销企业营业执照以外的行政处罚。

法律、行政法规对违法行为已经作出行政处罚规定，地方性法规需要作出具体规定的，必须在法律、行政法规规定的给予行政处罚的行为、种类和幅度的范围内。

国务院部门可以在法律、行政法规规定的给予行政处罚的行为、种类和幅度的范围内作出具体规定。

尚未制定法律、行政法规的，前款规定的国务院部、委员会制定的规章对违反行政管理秩序的行为，可以设定警告或者一定数量罚款的行政处罚。

省、自治区、直辖市人民政府和省、自治区人民政府所在地的市人民政府以及经国务院批准的较大的市人民政府制定的规章可以在法律、法规规定的给予行政处罚的行为、种类和幅度的范围内作出具体规定。

尚未制定法律、法规的，前款规定的人民政府制定的规章对违反行政管理秩序的行为，可以设定警告或者一定数量罚款的行政处罚。

其他规范性文件不得设定行政处罚。

第二节　卫生计生行政处罚的种类

卫生计生行政处罚的种类，是指卫生计生行政处罚主体实施的直接影响相对人实际权益的具体行为方式，它是卫生计生行政处罚的外在具体表现形式。我国现有的各类行政法律规范所设定的行政处罚种类繁多，名称不一。根据行政处罚的适用对象，通常把行政处罚分为以下 4 类：①人身自由罚：即对公民的人身自由进行限制或者剥夺，如行政拘留；②财产罚：即强迫违法者履行金钱给付义务或者剥夺其财产，如罚款、没收违法所得；③能力罚：也称行为罚，即对违法者的行为予以限制或者做出行为的权利予以剥夺，如责令停产停业、吊销许可证；④声誉罚：也称申戒罚，即对违法者的名誉、荣誉、信誉等精神上的利益造成一定损害，如警告。

《行政处罚法》对行政处罚的种类作了明确规定，第八条规定了 7 种行政处罚的种类：①警告；②罚款；③没收违法所得、没收非法财物；④责令停产停业；⑤暂扣或者吊销许可证、暂扣或者吊销执照；⑥行政拘留；⑦法律、行政法规规定的其他行政处罚。其中的第 7 项是概括性规定，也就是说，在《行政处罚法》施行以前已经颁布实施的其他法律、行政法规规定有上述前 6 种处罚种类之外的行政处罚种类继续可以采用，但在《行政处罚法》颁行以后，无论是立法还是执法，原则上不得超过上述前 6 种类别，但也不排除根据现实需要，法律、行政法规创新的行政处罚种类。

对于卫生计生行政处罚来说，由于《行政处罚法》规定，限制人身自由的行政处罚只能由公安行政机关作出。因此，综观我国有关卫生计生方面的法律、法规、规章，卫生计生行政处罚的种类主要有以下几种。

一、警告

警告,即对违法行为人进行谴责以示警戒,是最轻微的处罚,必须采用书面的形式注意其与行政处分的警告的区别。

二、罚款

罚款,即针对违法行为人的合法收入,对其设定金钱给付义务。

三、没收违法所得、没收非法财物

违法所得是指违法行为人因违法行为所获的金钱或其他财物,非法财物是指违法行为人所占有的违禁品或实施违法行为所使用的工具和物品。注意其与刑罚中没收财产的区别。

四、责令停产停业

责令停产停业,是指限制违法行为人从事生产经营活动,附有限期改进或整顿要求,在限期内改正违法行为,可以恢复营业。注意其与责令改正的区别。

五、暂扣或吊销许可证、执照

暂扣或吊销许可证、执照,是指特定行政机关或法定的其他组织依法暂时扣留或者撤销违法行为人从事某种活动的权利或资格证书,限制或剥夺其从事该活动的权利或资格的处罚形式。暂扣是暂时中止某种资格,而吊销是永远终止某种资格。

第三节　卫生计生行政处罚程序

实施行政处罚的程序,有简易程序、一般程序和听证程序,3 种程序分别适用不同处罚幅度和种类。

一、简易程序

简易程序适用以下 3 种情形:予以警告的行政处罚;对公民处以 50 元以下罚款的行政处罚;对法人或者其他组织处以 1000 元以下罚款的行政处罚。

简易程序主要"简"在内部程序,如受理、立案、调查终结、合议、审批等。

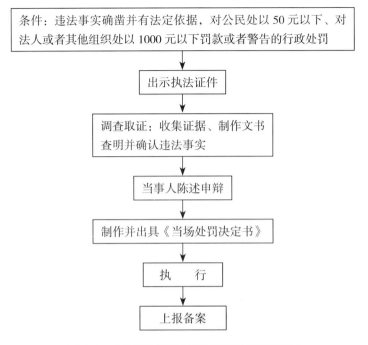

图 4-1 卫生计生行政处罚流程图（简易程序）

二、听证程序

听证程序适用于作出"责令停产停业、吊销许可证或执照、较大数额罚款"等形式的行政处罚。在实践中，各地区对较大数额罚款的标准作了具体的规定。

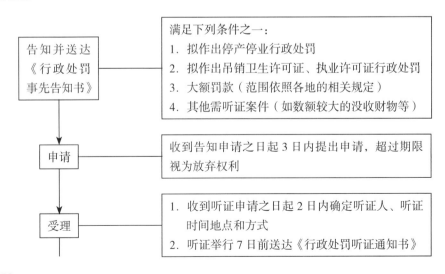

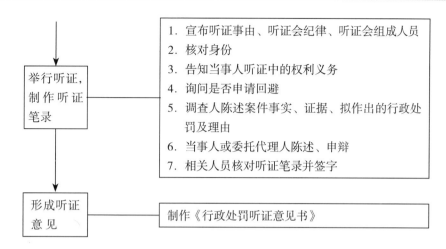

图4-2　卫生计生行政处罚流程图（听证程序）

三、一般程序

除上述适用简易程序和听证程序的情况外，其余适用一般程序。根据《卫生行政处罚程序》的规定，承办人在调查终结后，应当对违法行为的事实、性质、情节以及社会危害程度进行合议并做好记录。

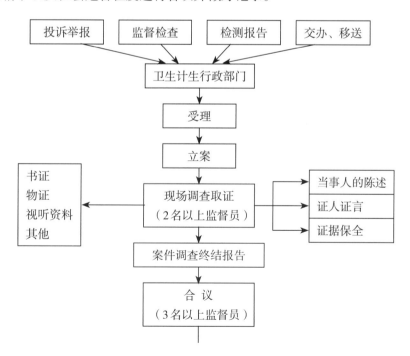

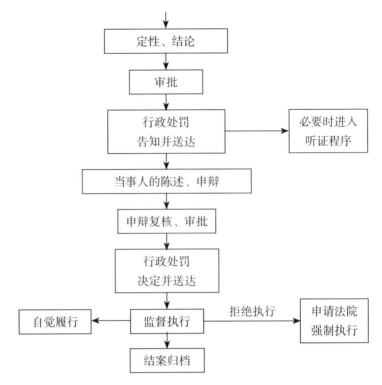

图 4-3　卫生计生行政处罚流程图（一般程序）

第四节　卫生计生行政处罚的实施

一、实施卫生计生行政处罚的主体和被处罚主体

（一）实施卫生计生行政处罚的主体

按照《行政处罚法》的规定，实施行政处罚的主体包括以下 3 类：第一类是行政机关；第二类是授权的组织，即法律、法规授权的具有管理公共事务职能的组织；第三类是受委托的组织，即行政机关依照法律、法规或者规章的规定，在法定权限内委托符合条件的组织。

《卫生行政处罚程序》规定，卫生计生行政处罚的实施主体是县级以上卫生计生行政部门。各级卫生计生行政部门所属的卫生计生监督机构，承担卫生计生行政执法的具体事务。卫生计生行政处罚案件由卫生计生监督机构承办，行政处罚决定以卫生计生行政部门的名义作出。卫生计生监督机构承办的行政处罚案件，如果被提起诉讼，其所属的卫生计生行政部门为被告。

（二）被处罚主体

《行政处罚法》和《卫生行政处罚程序》确定的被处罚主体包括3类：公民、法人及其他组织。

二、卫生计生行政处罚案件的管辖和适用

卫生计生行政处罚由违法行为发生地的县级以上卫生计生行政部门管辖，法律、行政法规另有规定的除外。

对管辖发生争议的，报请共同的上一级卫生计生行政部门指定管辖。卫生计生行政部门发现查处的案件不属于自己管辖，应当及时书面移送给有管辖权的卫生计生行政部门。受移送的卫生计生行政部门应当将案件查处结果函告移送的卫生计生行政部门。移送地的卫生计生行政部门如果认为移送不当，应当报请共同的上级卫生计生行政部门指定管辖，不得再自行移送。上级卫生计生行政部门在接到有关解决管辖争议或者报请移送管辖的请示后，应当在10日内作出具体管辖决定。

违法行为构成犯罪的，卫生计生行政部门必须将案件移送司法机关，依法追究刑事责任。

卫生计生行政部门实施行政处罚时，应当责令当事人改正或者限期改正违法行为。对当事人的同一个违法行为，卫生计生行政部门不得给予两次以上罚款的行政处罚。

不满14周岁的人有违法行为的，不予行政处罚，责令监护人加以管教；已满14周岁不满18周岁的人有违法行为的，从轻或者减轻行政处罚。精神病患者在不能辨认或者不能控制自己行为时有违法行为的，不予行政处罚，但应当责令其监护人严加看管和治疗。间歇性精神病患者在精神正常时有违法行为的，应当给予行政处罚。

当事人有下列情形之一的，卫生计生行政部门应当依法从轻或者减轻行政处罚：①主动消除或者减轻违法行为危害后果的；②受他人胁迫有违法行为的；③配合行政机关查处违法行为有立功表现的；④其他依法从轻或者减轻行政处罚的。

违法行为轻微并收到及时纠正，没有造成危害后果的，不予行政处罚。

违法行为构成犯罪，人民法院判处拘役或者有期徒刑时，行政机关已经给予当事人行政拘留的，应当依法折抵相应刑期。违法行为构成犯罪，人民法院判处罚金时，卫生计生行政部门已经给予当事人罚款的，应当折抵相应罚金。

违法行为在2年内未被发现的，不再给予行政处罚。法律另有规定的除外。前述"2年"的期限，从违法行为发生之日起计算；违法行为有连续或者继续状态的，从行为终了之日起计算。

三、卫生计生行政处罚的决定

公民、法人或者其他组织违反卫生计生行政管理秩序的行为,依法应当给予行政处罚的,卫生计生行政部门必须查明事实;违法事实不清的,不得给予行政处罚。

卫生计生行政部门在作出行政处罚决定之前,应当告知当事人作出行政处罚决定的事实、理由及依据,并告知当事人依法享有的权利。

当事人有权进行陈述和申辩。卫生计生行政部门必须充分听取当事人的意见,对当事人提出的事实、理由和证据,应当进行复核;当事人提出的事实、理由或者证据成立的,卫生计生行政部门应当采纳。

卫生计生行政部门不得因当事人申辩而加重处罚。

四、送达

处罚决定书应当在宣告后当场交付当事人并取得送达回执。当事人不在场的,卫生计生行政部门应当在 7 日内依照本节规定,将行政处罚决定书送达当事人。

处罚决定书由承办人送达被处罚的单位或个人签收,受送达人在送达回执上记明收到日期并签名(盖章)。受送达人在送达回执上的签收日期为送达日期。

送达行政处罚决定书应直接送交受送达人。受送达人是公民的,本人不在时,交同住成年家属签收;受送人是法人或者其他组织的,应由法定代表人、其他组织的主要负责人或者该法人、其他组织负责收件人员签收。受送达人或者其同住成年家属拒收行政处罚决定书的,送达人应当邀请有关基层组织或者所在单位人员到场并说明情况,在行政处罚决定书送达回执上注明拒收事由和日期,由送达人、见证人签名(盖章),将行政处罚决定书留在被处罚单位或者个人处,即视为送达。

直接送达有困难的,可以委托就近的卫生计生行政部门代送或者用挂号邮寄送达,回执注明的收件日期限为送达日期。

受送达人下落不明,或者依据本程序的其他方式无法送达的,以公告方式送达。自发出公告之日起,经过 60 日,即视为送达。

五、执行与结案

卫生计生行政处罚决定作出后,当事人应当在处罚决定的期限内予以履行。

当事人对卫生计生行政处罚决定不服申请行政复议或者提起行政诉讼的,行政处罚不停止执行,但行政复议或行政诉讼期间裁定停止执行的除外。

作出罚款决定的卫生计生行政部门应当与收缴罚款的机关分离,除按规定当场收缴的罚款外,作出行政处罚决定的卫生计生行政部门及监督员不得自行收缴罚款。

当场作出卫生计生行政处罚决定的,有下列情形之一的,监督员可以当场收缴罚款:①依法给予20元以下罚款的;②不当场收缴事后难以执行的。

卫生计生行政部门及其监督员当场收缴罚款的,必须向当事人出具省、自治区、直辖市财政部门统一制发的罚款收据。

在边远、水上、交通不便地区,卫生计生行政部门及监督员依照《卫生行政处罚程序》规定作出处罚决定后,当事人向指定的银行缴纳罚款确有困难的,经当事人提出,卫生计生行政部门及其监督员可以当场收缴罚款。

当事人在法定期限内不申请行政复议或者不提起行政诉讼又不履行的,卫生计生行政部门可以采取下列措施:①到期不缴纳罚款的每日按罚款数额的3%加处罚款;②申请人民法院强制执行。

卫生计生行政处罚决定履行或者执行后,承办人应当制作结案报告,并将有关案件材料进行整理装订,加盖案件承办人印章,归档保存。

卫生计生行政部门应当将适用听证程序的行政处罚案件在结案后1个月内报上一级卫生计生行政部门法制机构备案。

第五章

卫生计生监督证据的运用

第一节 概　　述

一、卫生计生监督证据的概念和特征

（一）卫生计生监督证据的概念

卫生计生监督证据是指在卫生计生监督执法过程中，卫生计生行政部门或者监督员依法取得用来说明或者证明其实施的某一特定行政行为的合法性、合理性，或者主张某种理由、事实成立的卫生计生行政执法文书等有关资料、材料。因为它发生在行政程序阶段，不管是行政执法阶段还是行政复议阶段的卫生计生监督证据均称行政程序证据。而当行政相对人认为卫生计生行政部门没有履行法定职责或者实施了侵害其合法权益的具体行政行为，向人民法院提起行政诉讼时，卫生计生行政部门需要就特定诉讼事项（案件事实）提出证据加以证明具体行政行为的合法性、合理性或者已经履行了法定义务，这个阶段的卫生计生监督证据也称行政诉讼证据。

（二）卫生计生监督证据的作用

1. 卫生计生监督证据是实施具体行政行为的依据。卫生计生监督执法，包括行政许可、监督检查、监督检测、行政强制、行政控制、行政处理、行政处罚等具体行政行为。卫生计生行政部门不管是依当事人申请或者法定职权，依法实施具体行政行为，需要取得足够的证据，以表明具体行政行为的合法性、合理性。

2. 卫生计生监督证据是卫生计生行政部门及其卫生计生监督机构或者监督员是否认真履行法定职责的凭证。在依法行政的要求下，卫生计生行政部门及其卫生计生监督机构或者监督员应当认真、主动地履行卫生计生监督法定职责，以维护社会公共利益，保护公民、法人和其他组织的合法权益。在履职过程中，根据"权责一致"原则，强调"有权必有责，用权受监督"。有权机关

可以对卫生计生行政部门领导或者监督员是否认真履行法定职责进行监督，可依法追究其行政过错责任等行政责任和渎职犯罪等刑事责任。

3.卫生计生监督证据是维护卫生计生行政部门合法权益的有力武器。随着我国法治建设进程的加快，行政相对人越来越多地通过行政复议和行政诉讼来保护其合法权益。卫生计生行政部门需要在复议或者诉讼过程中，出示确凿充分的卫生计生监督证据，一则证明卫生计生行政部门具体行政行为的合法性、合理性，二则用以辩驳行政相对人的观点和理由，维护卫生计生行政部门合法权益。

（三）卫生计生监督证据的特征

根据我国法律规定，如相对人对具体行政行为提起诉讼，卫生计生行政部门的具体行政行为要经受司法机关的审查。也就是说，法官要根据原告的诉讼请求，在司法程序中，对卫生计生行政部门在行政程序中所取得的证据进行审查，决定有关证据是否可以作为定案证据，这时法官所遵循的，就是证据的采用标准。证据采用与否主要从证据的合法性、真实性、关联性3个方面去分析，这也就反映了证据的3个特征。

1.合法性　证据的合法性标准，是指证据的主体、取得证据的程序、方式以及证据的形式是否符合法律的规定。一般所称的证据能力就是我国的证据合法性，它包括如下内容：一是证据主体必须符合法律的有关规定；二是证据的收集和取得证据的方式必须符合法定程序和要求；三是证据的形式必须符合法律的规定。

2.真实性　证据的真实性标准，是指证据是否具有能够客观反映案件事实真相的属性，或者说是否具有客观存在性。由于证据是对未知事实的反映，对于证据真实性的认定，要靠人的主观认识活动来完成，因此，证据的客观真实性往往并不能完全等于纯粹的客观事实，事实上存在片面性和误差等不符合案件事实的可能性。这就要求必须对证据进行严格的审查和甄别，通过证据的出示、证据的质疑和对证据的抗辩程序，排除对证据虚假和不真实的怀疑，从而使最能够反映案件事实真相的证据成为定案证据。

3.关联性　证据的关联性标准，是指证据是否与案件的待证事实具有一定的关系。证据的关联性所反映的是证据的内容和实体与案件事实有关，而不是证据的来源和证据的形式。判断证据间是否具有关联性主要从3个方面着手：一是该证据要证明的内容与案件事实是否有关；二是该证据所证明的问题对案件事实认定是否具有实质性的意义；三是该证据对于要证明的事实是否具有证明力。

证据的合法性、真实性和关联性具有统一性和不可分割性。它们是一个有机的整体，相互补充，缺一不可，证据缺少任何一"性"，都不能成为认定案件事实的依据。

二、卫生计生监督证据的种类及要求

（一）卫生计生监督证据的种类

参照《行政诉讼法》第三十三条规定，卫生计生监督证据有以下几种：①书证；②物证；③视听资料；④证人证言；⑤当事人的陈述；⑥鉴定意见；⑦现场笔录；⑧电子数据。

（二）卫生计生监督证据的要求

1. 书证　书证是指以文字、符号、图画等所表达和记载的内容、含义来证明待证事实的证据。书证一般具有以下特点：第一，书证是以材料所记载的内容来证明待证事实的；第二，书证所记载的内容或表达的思想，是可供人们认识和了解的；第三，书证所记载的内容是能够证明案件事实的全部或一部分，即书证所表达的思想或内容应当与案件有关。

根据《最高人民法院关于行政诉讼证据若干问题的规定》（以下简称《行政证据规定》）第十条规定，书证应当符合下列要求：①提供书证的原件，原本、正本和副本均属于书证的原件；提供原件确有困难的，可以提供与原件核对无误的复印件、照片、节录本；②提供由有关部门保管的书证原件的复制件、影印件或者抄录件的，应当注明出处，经该部门核对无异后加盖其印章；③提供报表、图纸、会计账册、专业技术资料、科技文献等书证的，应当附有说明材料；④被告提供的被诉具体行政行为所依据的询问、陈述、谈话类笔录，应当有行政执法人员、被询问人、陈述人、谈话人签名或者盖章。法律、法规、司法解释和规章对书证的制作形式另有规定的，从其规定。

2. 物证　物证是指用物品的外形、特征、质量等说明待证事实的一部分或全部的实物体和痕迹。根据《行政证据规定》第十一条规定，物证应当符合下列要求：①提供原物；提供原物确有困难的，可以提供与原物核对无误的复制件或者证明该物证的照片、录像等其他证据；②原物为数量较多的种类物的，提供其中的一部分。

3. 视听资料　视听资料是指运用先进的科学技术手段，用录音、录像、电子储存资料以及其他科技设备所反映的资料来证明案件事实的证据，属于实物证据，具有高度的准确性和逼真性。视听资料具有以下特点：第一，物质载体的特殊性；第二，信息内容的直观性和动态连续性；第三，具有双重性质，既对案件事实具有直接证明作用，又可作为一种证据保全和固定的措施，对特定的物证和现场进行录像或者录音能够把该物证或现场固定下来。

根据《行政证据规定》第十二条规定，当事人向人民法院提供计算机数据或者录音、录像等视听资料的，应当符合下列要求：①提供有关资料的原始载体；提供原始载体确有困难的，可以提供复制件；②注明制作方法、制作时间、制作人和证明对象等;③声音资料应当附有该声音内容的文字记录。

在卫生计生监督执法时,使用频率较高的是照片,不管是数码相机打印出来的照片还是光学相机冲洗出来的照片,均需要行政相对人对照片内容的真实性进行确认,以体现照片的真实性;同时为体现照片的合法性,应当记录照片拍摄者名字(应当具有执法人员资格)、拍摄时间、拍摄地点;还应当载明此照片的内容的证明对象,以体现照片的关联性。

4. 证人证言 证人证言是指了解案件有关情况的人向法院或者行政机关所作的有可能证明案件真实情况的陈述。证人证言具有以下特点:第一,证人是了解案件中某一方面情况的人;第二,证人证言应该是对案件事实的客观陈述;第三,证人证言有很强的主观性;第四,简便易行。而证人也具有以下特点:第一,证人是在诉讼开始以前就知道案件情况的人;第二,证人一般是自然人;第三,证人是诉讼当事人、鉴定人以外的人;第四,不能正确表达意志的人不能作为证人。

根据《行政证据规定》第十三条规定,当事人向人民法院提供证人证言的,应当符合下列要求:①写明证人的姓名、年龄、性别、职业、住址等基本情况;②有证人的签名,不能签名的,应当以盖章等方式证明;③注明出具日期;④附有居民身份证复印件等证明证人身份的文件。

5. 当事人的陈述 当事人的陈述是指卫生计生监督执法过程中,监督员依法对当事人进行询问了解案件事实所作的笔录,或者当事人主动向卫生计生行政部门陈述案件事实的有关材料。当事人一般指法定代表人、法定代理人。当事人的陈述具有以下特点:第一,当事人是了解案件中某一方面情况的人;第二,当事人的陈述应该是对案件事实的客观陈述;第三,熟人的陈述有很强的主观性;第四,当事人的陈述在某种程度上具有自认的法律效力。

当事人的陈述的要求是,监督员依法对当事人进行询问了解案件事实所作的笔录,应当按照《询问笔录》制作要求进行规范制作;当事人主动向卫生计生行政部门陈述案件事实的有关材料,至少应当有当事人的本人签名(盖章)、落款日期。

6. 鉴定意见 鉴定意见是专门鉴定部门接受委托或者聘请,借助鉴定人的专门知识、技能和经验,对有关事实材料及某些专门性问题涉及的客体,进行分析后所作出的判断性意见。鉴定意见具有以下特点:第一,鉴定意见是一种具有科学根据的专家意见,是具有客观理性的意见,是对专门性问题作出肯定或者法定回答的意见;第二,鉴定意见具有可替代性,在行政诉讼过程中,法官认为需要可重新进行司法鉴定;第三,鉴定意见的内容是鉴定人对某些专门性问题所作的判断结论,不解决法律问题;第四,鉴定意见的形成需要经过完整的法定程序,如鉴定人接受鉴定,对鉴定资料进行分析判断,作出鉴定结论。

根据《行政证据规定》第十四条规定,被告向人民法院提供的在行政程序中采用的鉴定结论,应当载明委托人和委托鉴定的事项、向鉴定部门提交的相关材料、鉴定的依据和使用的科学技术手段、鉴定部门和鉴定人鉴定资格的说明,并应有鉴定人的签名和鉴定部门的盖章;通过分析获得的鉴定结论,应当说明分析过程。

7. 现场笔录 现场笔录是在案件调查、现场监督检查或者采取行政强制措施过程中,对与案件有关的现场环境、场所、设施、物品、人员、生产经营过程等进行现场检查时作的记录。现场笔录具有以下特点:第一,制作主体的特定性;第二,及时性,必须在现场制作,而不可在事后补做;第三,客观真实性。

根据《行政证据规定》第十五条规定,被告向人民法院提供的现场笔录,应当载明时间、地点和事件等内容,并由执法人员和当事人签名;当事人拒绝签名或者不能签名的,应当注明原因;有其他人在现场的,可由其他人签名。《卫生行政执法文书规范》第二十八条规定,检查时间指在现场检查的具体时间,起止时间应当写明:年、月、日至几时几分;检查地点应当写明现场检查的具体方位和具体地点;检查内容记录要将现场监督检查涉及案件事实的有关情况准确、客观地记录下来。

8. 电子数据 根据《最高人民法院关于适用〈中华人民共和国民事诉讼法〉的解释》(法释〔2015〕5 号)第一百一十六条规定,电子数据是指通过电子邮件、电子数据交换、网上聊天记录、博客、微博客、手机短信、电子签名、域名等形成或者存储在电子介质中的信息。

电子数据存在以下特征:第一,电子数据在安全性方面存在隐患,容易遭到病毒、黑客的侵袭,误操作也可能轻易将其毁损、消除,特别是针对电子证据这种易失证据,人们缺乏保留一手证据的意识;第二,电子数据的存取、阅读和传输依赖于现代信息技术,提取证据需要相应的电子设备和专业人员,更具复杂性;第三,电子数据因为存储于电子介质中,也容易被当事人伪造、篡改、损毁,丧失原本的样态。这些都是传统的证据类型所不可比拟的,也给法院在证据的真实性、相关性和合法性以及证明力的认定上带来了巨大的挑战。

卫生计生行政执法领域尚未对电子数据的采集标准予以规定,可以参考《最高人民法院、最高人民检察院、公安部印发〈关于办理刑事案件收集提取和审查判断电子数据若干问题的规定〉的通知》,其对电子数据的要求是:①是否随原始存储介质移送;在原始存储介质无法封存、不便移动或者依法应当由有关部门保管、处理、返还时,提取、复制电子数据是否由 2 人以上进行,是否足以保证电子数据的完整性;有无提取、复制过程及原始存储介质存放地点的文字说明和签名;②收集程序、方式是否符合法律及有关技术规范;经勘验、检查、搜查等侦查活动收集的电子数据,是否附有笔录、清单,并经侦查人员、电子数据持有人、见证人签名;没有持有人签名的,是否注明原因;远程调取境外或者异地的电子数据的,是否注明相关情况;对电子数据的规格、类别、文件格式等注明是否清楚;③电子数据内容是否真实,有无删除、修改、增加等情形;④电子数据与案件事实有无关联;⑤与案件事实有关联的电子数据是否全面收集。

第二节　行政诉讼中的举证

一、行政诉讼相关概念

行政诉讼,是指相对人认为行政机关的行政行为侵犯了其合法权益,向法院提出诉讼,法院对行政行为进行合法性审查的活动。在卫生计生监督执法领域,公民、法人或者其他组织认为卫生计生行政部门所做出的行政行为侵犯其合法权益,可依法请求人民法院行使国家审判权给予救济。

卫生计生行政诉讼中的原告是指认为行政行为侵犯其合法权益,而依法向法院提起诉讼的公民、法人或者其他组织,即行政行为的利害关系人。

卫生计生行政诉讼中的被告是指原告指控其做出的行政行为违法,经法院通知应诉的卫生计生行政部门。

二、举证责任分配和举证期限

举证责任是法律假定的一种后果,指承担举证责任的当事人应当举出证据证明自己的主张成立,否则将承担举证不能的不利后果。

(一)被告的举证责任和期限

被告对做出的具体行政行为负有举证责任,应当在收到起诉状副本之日起10日内,提供据以做出被诉具体行政行为的全部证据和所依据的规范性文件。被告不提供或者无正当理由逾期提供证据的,视为被诉具体行政行为没有相应的证据。原告可以提供证明被诉具体行政行为违法的证据;原告提供的证据不成立的,不免除被告对被诉具体行政行为合法性的举证责任。

被告因不可抗力或者客观上不能控制的其他正当事由,不能在前款规定的期限内提供证据的,应当在收到起诉状副本之日起10日内向人民法院提出延期提供证据的书面申请。人民法院准许延期提供的,被告应当在正当事由消除后10日内提供证据。逾期提供的,视为被诉具体行政行为没有相应的证据。原告或者第三人提出其在行政程序中没有提出的反驳理由或者证据的，经人民法院准许，被告可以在第一审程序中补充相应的证据。

在诉讼过程中，被告及其诉讼代理人不得自行向原告和证人收集证据。被告认为原告起诉超过法定期限的，由被告承担举证责任。

（二）原告的举证责任和期限

公民、法人或者其他组织向人民法院起诉时，应当提供其符合起诉条件的相应的证据材料。

在起诉被告不作为的案件中，原告应当提供其在行政程序中曾经提出申请的证据材料。但有下列情形的除外：①被告应当依职权主动履行法定职责的；②原告因被告受理申请的登记制度不完备等正当事由不能提供相关证据材料并能够作出合理说明的。

在行政赔偿诉讼中，原告应当对被诉具体行政行为造成损害的事实提供证据。

原告或者第三人应当在开庭审理前或者人民法院指定的交换证据之日提供证据。因正当事由申请延期提供证据的，经人民法院准许，可以在法庭调查中提供。逾期提供证据的，视为放弃举证权利。原告或者第三人在第一审程序中无正当事由未提供而在第二审程序中提供的证据，人民法院不予接纳。

第三节　行政诉讼证据的对质辨认和核实

行政诉讼证据的对质辨认和核实，是指在法官的主持下，当事人就有关证据进行对质和辨认，围绕证据的真实性、关联性和合法性即证据的证明力和证明力大小进行辩论。

（一）质证原则

证据应当在法庭上出示，并经庭审质证。未经庭审质证的证据，不能作为定案的依据。当事人在庭前证据交换过程中没有争议并记录在卷的证据，经审判人员在庭审中说明后，可以作为认定案件事实的依据。

（二）缺席证据

经合法传唤，因被告无正当理由拒不到庭而需要依法缺席判决的，被告提供的证据不能作为定案的依据，但当事人在庭前交换证据中没有争议的证据除外。

（三）涉密证据

涉及国家秘密、商业秘密和个人隐私或者法律规定的其他应当保密的证据，不得在开庭时公开质证。

（四）调取证据

当事人申请人民法院调取的证据,由申请调取证据的当事人在庭审中出示,并由当事人质证。人民法院依职权调取的证据,由法庭出示,并可就调取该证据的情况进行说明,听取当事人意见。

（五）证人

凡是知道案件事实的人,都有出庭作证的义务。有特殊情形下,经人民法院准许,当事人可以提交书面证言。不能正确表达意志的人不能作证。当事人申请证人出庭作证的,应当在举证期限届满前提出,并经人民法院许可。

有下列情形之一,原告或者第三人可以要求相关行政执法人员作为证人出庭作证:①对现场笔录的合法性或者真实性有异议的;②对扣押财产的品种或者数量有异议的;③对检验的物品取样或者保管有异议的;④对行政执法人员的身份的合法性有异议的;⑤需要出庭作证的其他情形。

当事人要求鉴定人出庭接受询问的,鉴定人应当出庭。鉴定人因正当事由不能出庭的,经法庭准许,可以不出庭,由当事人对其书面鉴定结论进行质证。

对被诉行政行为涉及的专门性问题,当事人可以向法庭申请由专业人员出庭进行说明,法庭也可以通知专业人员出庭说明。必要时,法庭可以组织专业人员进行对质。

（六）新的证据

在第二审程序中,对当事人依法提供的新的证据,法庭应当进行质证;当事人对第一审认定的证据仍有争议的,法庭也应当进行质证。

按照审判监督程序审理的案件,对当事人依法提供的新的证据,法庭应当进行质证;因原判决、裁定认定事实的证据不足而提起再审所涉及的主要证据,法庭也应当进行质证。

"新的证据"是指以下证据:①在一审程序中应当准予延期提供而未获准许的证据;②当事人在一审程序中依法申请调取而未获准许或者未取得,人民法院在第二审程序中调取的证据;③原告或者第三人提供的在举证期限届满后发现的证据。

第四节　行政诉讼证据的审核认定

行政诉讼证据的审核认定,是指法官在听取当事人对证据的说明、对质和辨认后,对证据作出采信与否的认定。

（一）合法性和真实性审查

法庭从以下方面审查证据的合法性:①证据是否符合法定形式;②证据

的取得是否符合法律、法规、司法解释和规章的要求;③是否有影响证据效力的其他违法情形。

法庭从以下方面审查证据的真实性:①证据形成的原因;②发现证据时的客观环境;③证据是否为原件、原物,复制件、复制品与原件、原物是否相符;④提供证据的人或者证人与当事人是否具有利害关系;⑤影响证据真实性的其他因素。

(二)不具备合法性和真实性的证据

以下证据材料不能作为定案依据:①严重违反法定程序收集的证据材料;②以偷拍、偷录、窃听等手段获取侵害他人合法权益的证据材料;③以利诱、欺诈、胁迫、暴力等不正当手段获取的证据材料;④当事人无正当事由超出举证期限提供的证据材料;⑤在中华人民共和国领域以外或者在中华人民共和国香港特别行政区、澳门特别行政区和台湾地区形成的未办理法定证明手续的证据材料;⑥当事人无正当理由拒不提供原件、原物,又无其他证据印证,且对方当事人不予认可的证据的复制件或者复制品;⑦被当事人或者他人进行技术处理而无法辨明真伪的证据材料;⑧不能正确表达意志的证人提供的证言;⑨不具备合法性和真实性的其他证据材料。

以违反法律禁止性规定或者侵犯他人合法权益的方法取得的证据,不能作为认定案件事实的依据。

被告在行政程序中依照法定程序要求原告提供证据,原告依法应当提供而拒不提供,在诉讼程序中提供的证据,人民法院一般不予采纳。

(三)不利被告证据

以下证据不能作为认定被诉行政行为合法的依据:①被告及其诉讼代理人在做出具体行政行为后或者在诉讼程序中自行收集的证据;②被告在行政程序中非法剥夺公民、法人或者其他组织依法享有的陈述、申辩或者听证权利所采用的证据;③原告或者第三人在诉讼程序中提供的、被告在行政程序中未作为具体行政行为依据的证据。

复议机关在复议程序中收集和补充的证据,或者做出原具体行政行为的行政机关在复议程序中未向复议机关提交的证据,不能作为人民法院认定原具体行政行为合法的依据。

(四)鉴定意见的排除

对被告在行政程序中采纳的鉴定结论,原告或者第三人提出证据证明有下列情形之一的,人民法院不予采纳:①鉴定人不具备鉴定资格;②鉴定程序严重违法;③鉴定结论错误、不明确或者内容不完整。

(五)证据效力大小的判断

证明同一事实的数个证据,其证明效力一般可以按照下列情形分别认定:

①国家机关以及其他职能部门依职权制作的公文文书优于其他书证；②鉴定结论、现场笔录、勘验笔录、档案材料以及经过公证或者登记的书证优于其他书证、视听资料和证人证言；③原件、原物优于复制件、复制品；④法定鉴定部门的鉴定结论优于其他鉴定部门的鉴定结论；⑤法庭主持勘验所制作的勘验笔录优于其他部门主持勘验所制作的勘验笔录；⑥原始证据优于传来证据；⑦其他证人证言优于与当事人有亲属关系或者其他密切关系的证人提供的对该当事人有利的证言；⑧出庭作证的证人证言优于未出庭作证的证人证言；⑨数个种类不同、内容一致的证据优于一个孤立的证据。

在不受外力影响的情况下，一方当事人提供的证据，对方当事人明确表示认可的，可以认定该证据的证明效力；对方当事人予以否认，但不能提供充分的证据进行反驳的，可以综合全案情况审查认定该证据的证明效力。

（六）可以直接认定的事实

以下事实法庭可以直接认定：①众所周知的事实；②自然规律及定理；③按照法律规定推定的事实；④已经依法证明的事实；⑤根据日常生活经验法则推定的事实。前述①至⑤项，当事人有相反证据足以推翻的除外。

（七）不能单独作为定案依据的证据材料

以下证据不能单独作为定案依据：①未成年人所作的与其年龄和智力状况不相适应的证言；②与一方当事人有亲属关系或者其他密切关系的证人所作的对该当事人有利的证言，或者与一方当事人有不利关系的证人所作的对该当事人不利的证言；③应当出庭作证而无正当理由不出庭作证的证人证言；④难以识别是否经过修改的视听资料；⑤无法与原件、原物核对的复制件或者复制品；⑥经一方当事人或者他人改动，对方当事人不予认可的证据材料；⑦其他不能单独作为定案依据的证据材料。

第六章

卫生计生行政强制

第一节 概 述

一、行政强制的概念

行政强制,是指行政机关为实现行政目的,采取强制手段对相对人的人身自由、财产予以强制处置的具体行政行为,包括行政强制措施和行政强制执行。

行政强制措施,是指行政机关在行政管理过程中,为制止违法行为,防止证据毁损、避免危害发生、控制危险扩大等情形,依法对公民的人身自由实施暂时性限制,或者对公民、法人或者其他组织的财物实施暂时性控制的行为。卫生计生行政强制措施,是指卫生计生行政机关卫生计生行政部门在行政管理过程中,为制止违法行为、防止证据损毁、避免危害发生、控制危险扩大等情形,依法对公民的人身自由实施暂时性限制,或者对公民、法人或其他组织的财物实施暂时性控制的行为;是卫生计生行政机关卫生计生行政部门为了预防、制止和控制危害社会行为的发生,及时、高效防范和处置社会生活中的违法行为,通过制止违法行为,来保护公民、法人和其他组织的合法权益而采取的强制手段。

行政强制执行,是指行政机关或者行政机关申请人民法院,对不履行行政决定的公民、法人或者其他组织,依法强制履行义务的行为。卫生计生行政强制执行,是指卫生计生行政部门申请人民法院对不履行行政决定的公民、法人或者其他组织依法强制履行义务的行为。

二、行政强制的特点

1.行政性 行政强制发生在行政管理过程中,是行政机关为了实现行政目的,依照行政程序做出的行政行为。尽管行政机关可以依法申请法院实施强制执行,但行政强制的主体并不因此变成人民法院,行政强制也没有因此改变其行政的性质。这一特点将行政强制与刑事强制、诉讼强制分开。

2.服从性 行政强制是行政机关的单方行为,具有强制力,相对人必须服从。这一特点将行政强制与行政指导、行政合同等非强制性行为分开。

3.限制性 行政强制直接作用于当事人的人身自由和财产等权利,具有限制公民人身自由和财产权利的作用。这一特点将行政强制与行政处罚等行为分开。

4.依附性 行政强制本身不是目的,不是为了强制而强制,而是为其他行政行为的做出或者实现而服务的。

三、行政强制的原则

1.法定原则 即合法性原则。行政强制的设定和实施,应当依照法定的权限、范围、条件和程序。

2.适当原则 也称比例原则。行政强制的设定和实施应当适当,采用非强制手段可以达到行政管理目的的,不得设定和实施行政强制。

3.强制与教育相结合原则 违法行为情节显著轻微或者没有明显社会危害的,可以不采取行政强制措施。行政机关作出强制决定前,应当事先催告当事人履行义务。

4.不得谋取私利原则 行政机关及其工作人员不得利用行政强制权为单位或者个人谋取利益。

5.程序保障原则 公民、法人或者其他组织对行政机关实施行政强制,享有陈述权、申辩权,有权申请行政复议或者提起行政诉讼;因行政机关(或人民法院)违法实施行政强制受到损害的,公民、法人或者其他组织有权依法要求赔偿。

第二节 行政强制的种类和设定

一、行政强制措施的种类和设定

(一)行政强制措施的种类

1.限制公民人身自由 限制公民人身自由主要包括强制传唤、强制隔离、强制检查、强制带离现场、约束等措施,只有法律才能设定。

2.查封场所、设施或者财物 查封是行政机关以加贴封条的方式,限制当事人对财产的使用和处分的强制措施,主要针对不动产或者其他不便移动的财产。

3.扣押财产 扣押是行政机关解除当事人对财产的占有并限制其处分的强制措施,主要针对可移动的财产,由行政机关保管。

4.冻结存款、汇款　冻结是指限制金融资产流动的强制措施,只有法律才能设定。

5.其他行政强制措施。

(二)行政强制措施的设定

有权设定行政强制措施的只有法律、行政法规和地方性法规,包括规章在内的其他规范性文件不得设定。同时,行政强制是一般行政管理措施,不属于民族自治地方的特别需要,因此,自治条例和单行条例也不得设定。

1.法律的设定权　法律可以设定各种行政强制措施。

2.行政法规的设定权　尚未制定法律,行政法规可以设定行政强制措施,但是不得设定限制人身自由、冻结存款汇款,因为它们属于法律保留的事项。

3.地方性法规的设定权　尚未制定法律、行政法规的,地方性法规可以设定行政强制措施,但是仅限于查封场所设施或者财物、扣押财物。

以上所述设定权,是创设权。此外,行政法规和地方性法规还有具体规定权,即在上位法规定的范围内作出具体规定的权利。对上位法已经设定的事项,下位法不能再设定,但是可以在上位法设定的行政强制措施的对象、条件、种类内作出具体规定。

二、行政强制执行的方式和设定

(一)行政强制执行的方式

1.划拨存款、汇款　划拨存款、汇款是直接执行的方式。根据商业银行法的规定,划拨需要法律明确授权。

2.拍卖或者依法处理查封、扣押的场所、设施或者财物　属于直接强制。

3.排除妨碍、恢复原状　在行政管理中,公民、法人或者其他组织的行为侵害了公共财产,影响了行政管理程序,行政机关可以要求当事人排除妨碍、恢复原状。

4.代履行　代履行是指行政机关对不履行义务的当事人,可以自己或者委托第三人代为履行义务,并向当事人收取履行费用的执行方式。

5.加处罚款或者滞纳金　加处罚款或者滞纳金是间接强制的方式,属于执行罚。执行罚是指行政机关对逾期不履行义务的当事人加处金钱给付义务,迫使其履行义务。如行政处罚法规定,到期不缴纳罚款的,每日按罚款数额的3%加处罚款。

6.其他强制执行方式。

(二)行政强制执行的设定权

行政强制执行由法律设定。法律没有规定行政机关强制执行的,作出行政决定的行政机关应当申请人民法院强制执行。只有法律可以设定行政强制执行,其他法律规范无权设定。

法律没有规定卫生计生部门可以自行强制执行,当事人不履行卫生计生行政处罚决定的,卫生计生行政部门应当申请人民法院强制执行。

第三节　行政强制措施的程序

一、一般程序

卫生计生行政部门应当依照法律、法规的规定履行行政管理职责,实施行政强制措施。违法行为情节显著轻微或者没有明显社会危害的,可以不采取行政强制措施。

卫生计生行政部门按照以下规定实施行政强制措施:

1. 实施前须向行政机关负责人报告并经批准。

2. 由2名以上监督员实施。

3. 出示执法身份证件。

4. 通知当事人到场。

5. 当场告知当事人采取行政强制措施的理由、依据以及当事人依法享有的权利、救济途径。

6. 听取当事人的陈述和申辩。

7. 制作现场笔录。

8. 现场笔录由当事人和监督员签名或者盖章,当事人拒绝的,在笔录中予以注明。

9. 当事人不到场的,邀请见证人到场,由见证人和监督员在现场笔录上签名或者盖章。

10. 法律、法规规定的其他程序。

情况紧急,需要当场实施行政强制措施的,监督员应当在24小时内向行政机关负责人报告,并补办批准手续。行政机关负责人认为不应当采取行政强制措施的,应当立即解除。

违法行为涉嫌犯罪应当移送司法机关的,行政机关应当将查封、扣押、冻结的财物一并移送,并书面告知当事人。

二、查封、扣押

卫生计生行政部门实施查封、扣押时,限于涉案的场所、设施或者财物,不得查封、扣押与违法行为无关的场所、设施或者财物;不得查封、扣押公民个人及其所扶养家属的生活必需品。当事人的场所、设施或者财物已被其他国家机关依法查封的,不得重复查封。

卫生计生行政部门决定实施查封、扣押的,应当履行《中华人民共和国行政强制法》(以下简称《行政强制法》)规定的程序,制作并当场交付查封、扣押决定书和清单。

查封、扣押决定书应当载明下列事项:

1. 当事人的姓名或者名称、地址。

2. 查封、扣押的理由、依据和期限。

3. 查封、扣押场所、设施或者财物的名称、数量等。

4. 申请行政复议或者提起行政诉讼的途径和期限。

5. 卫生计生行政部门的名称、印章和日期。

查封、扣押清单一式二份,由当事人和行政机关分别保存。

查封、扣押的期限不得超过 30 日;情况复杂的,经卫生计生行政部门负责人批准,可以延长,但是延长期限不得超过 30 日,法律、行政法规另有规定的除外。延长查封、扣押的决定应当及时书面告知当事人,并说明理由。

对物品需要进行检测、检验、检疫或者技术鉴定的,查封、扣押的期间不包括检测、检验、检疫或者技术鉴定的期间。检测、检验、检疫或者技术鉴定的期间应当明确,并书面告知当事人。检测、检验、检疫或者技术鉴定的费用由卫生计生行政部门承担。

对查封、扣押的场所、设施或者财物,卫生计生行政部门应当妥善保管,不得使用或者损毁;造成损失的,应当承担赔偿责任;对查封的场所、设施或者财物,卫生计生行政部门可以委托第三人保管,第三人不得损毁或者擅自转移、处置。因第三人的原因造成的损失,卫生计生行政部门先行赔付后,有权向第三人追偿。因查封、扣押发生的保管费用由卫生计生行政部门承担。

卫生计生行政部门采取查封、扣押措施后,应当及时查清事实,在《行政强制法》规定的期限内作出处理决定。对违法事实清楚,依法应当没收的非法财物予以没收;法律、行政法规规定应当销毁的,依法销毁;应当解除查封、扣押的,做出解除查封、扣押的决定。

有以下情形之一的,卫生计生行政部门应当及时作出解除查封、扣押决定:①当事人没有违法行为;②查封、扣押的场所、设施或者财物与违法行为无关;③行政机关对违法行为已经作出处理决定,不再需要查封、扣押;④查封、扣押期限已经届满;⑤其他不再需要采取查封、扣押措施的情形。

解除查封、扣押应当立即退还财物;已将鲜活物品或者其他不易保管的财物拍卖或者变卖的,退还拍卖或者变卖所得款项。变卖价格明显低于市场价格,给当事人造成损失的,应当给予补偿。

第四节　申请人民法院行政执行的程序

按照《行政强制法》的规定,卫生计生行政部门在作出行政处罚决定后,当事人在法定期限内不申请行政复议或者提起行政诉讼,又不履行行政决定的,卫生计生行政部门可以自期限届满之日起3个月内,按照《行政强制法》规定的有关规定,向所在地有管辖权限的人民法院申请强制执行。申请强制执行前,本着教育与强制相结合的原则,需事先催告当事人履行义务。

一、催告

卫生计生行政部门作出强制执行决定前,应当事先催告当事人履行义务。催告应当以书面形式作出,并载明下列事项:

1. 履行义务的期限。
2. 履行义务的方式。
3. 涉及金钱给付的,应当有明确的金额和给付方式。
4. 当事人依法享有的陈述权和申辩权。

催告书应当直接送达当事人。当事人拒绝接收或者无法直接送达当事人的,应当依照《中华人民共和国民事诉讼法》的有关规定送达。当事人收到催告书后有权进行陈述和申辩。卫生计生行政部门应当充分听取当事人的意见,对当事人提出的事实、理由和证据,应当进行记录、复核。当事人提出的事实、理由或者证据成立的,卫生计生行政部门应当采纳。

二、加处罚款

当事人逾期不履行行政处罚决定的,卫生计生行政部门可以依照《行政处罚法》的规定,对当事人每日按罚款数额的3%加处罚款。应当注意的是,加处罚款的最高数额不得超出金钱给付义务的数额。

鉴于卫生计生行政部门没有行政强制执行权,应当申请人民法院强制执行。但是,当事人在法定期限内不申请行政复议或者提起行政诉讼,经催告仍不履行的,卫生计生行政部门如在实施行政管理过程中已经采取查封、扣押措施的,可以将查封、扣押的财物依法拍卖抵缴罚款。

三、执行和解

实施行政强制执行,卫生计生行政部门可以在不损害公共利益和他人合法权益的情况下,与当事人达成执行协议。执行协议可以约定分阶段履行;

当事人采取补救措施的,可以减免加处的罚款或者滞纳金。

执行协议应当履行;当事人不履行执行协议的,行政机关应当恢复强制执行。

四、申请人民法院强制执行

催告书送达 10 日后当事人仍未履行义务的,卫生计生行政部门可以向所在地有管辖权的人民法院申请强制执行,申请强制执行应当提供下列材料:

1. 强制执行申请书。
2. 行政决定书及作出决定的事实、理由和依据。
3. 当事人的意见及行政机关催告情况。
4. 申请强制执行标的情况。
5. 法律、行政法规规定的其他材料。

强制执行申请书应当由卫生计生行政部门负责人签名,加盖卫生计生行政部门的印章,并注明日期。

第七章
卫生计生行政执法文书

第一节 概　　述

一、卫生计生行政执法文书的概念

卫生计生行政执法文书,是指在卫生计生行政执法活动中形成和使用的具有法律效力或法律意义文书的总称。即卫生计生行政机关在履行卫生计生行政执法职能过程中,按照法定的职责、程序和特定的规范要求,针对特定主体和事项制作的具有法律效力或法律意义的文书。卫生计生行政执法文书既是卫生计生行政执法过程的文字记载,也是卫生计生行政执法行为的文字表现形式。卫生计生行政执法文书不仅反映了卫生计生行政机关的工作过程,也反映了卫生计生行政执法中的权利义务关系和卫生计生行政执法行为的法律性和程序性。其含义可以从以下方面来理解:

（一）卫生计生行政执法文书制作主体的特定性

卫生计生行政执法文书是由有卫生计生行政执法职权的卫生计生行政部门在履行职责的过程中制作的文书,其他的机构不能成为制作的主体。虽然在现实执法中,卫生计生监督执法机构等承担了大量的日常具体的卫生计生行政执法工作,但由于上述机构并不是法定的卫生计生法律法规的执法主体,因此其不能成为卫生计生行政执法文书的制作主体。

（二）卫生计生行政执法文书的目的性

卫生计生行政执法文书的目的是为了履行卫生计生监督管理职能。卫生计生行政部门根据法律法规的授权,履行相关的卫生计生监督管理职能。卫生计生行政许可、卫生计生行政检查、卫生计生行政处罚等行政职能的履行,必须有相应的卫生计生执法文书进行记载,来保证行政执法程序的合法,执法内容的客观和执法结果的公正。

（三）卫生计生行政执法文书的对应性

卫生计生行政执法文书的内容以记载卫生计生行政部门的行政执法活动为主。各种卫生计生行政执法文书，都会对应相关的执法行为，并对执法行为的内容、程序、结果等情况通过法律文书的形式，予以记载。

（四）卫生计生行政执法文书的合法性

卫生计生行政执法文书必须有相关的法律法规依据才能进行制作。卫生计生行政执法文书的制作，应当符合相应的法律法规所规定的执法权限、程序、内容等，如果超越了法律法规的规定，执法行为和相应的执法文书都是无效的。

（五）卫生计生行政执法文书具有法律效力或者法律意义

卫生计生行政执法文书是具有法律效力或者法律意义的文书。卫生计生行政执法文书按照法律法规规定的程序、内容、格式进行制作完成后，就具有一定的法律意义。有些文书经过相对人签字确认、送达等特定的方式后，对相对人产生法律效力。同时，卫生计生行政执法文书的法律效力是特定的。卫生计生行政执法文书和一般具有普遍效力的抽象行政行为不同，它只是针对所记载的特定的管理对象的特定事项产生相应的法律效力，而不具有普遍约束力。

二、卫生计生行政执法文书的特征

（一）合法性

合法性是卫生计生行政执法文书的本质特征，是卫生计生行政执法文书一切特征的前提和基础，不具备合法性特征，其他特征就失去了意义。

1. 主体合法　卫生计生行政执法文书的主体必须是符合法律的规定，具有行使卫生计生行政执法权的主体，其他机关不能制作卫生计生行政执法文书。

2. 内容合法　卫生计生行政执法文书的内容必须有法律依据，对具体的事项的判断、决定、要求、处分等内容在性质上、程度上必须符合卫生计生法律法规的规定。

3. 程序合法　制作卫生计生行政执法文书的程序必须符合法律规定，必须根据各种不同的卫生计生行政执法文书的具体用途和法律效力，按照法律法规规定的程序制作，符合特定的形式、步骤、顺序和时间要求。

（二）规范性

卫生计生行政执法文书不仅要求形式和内容上合法，而且在格式上必须规范统一，是高度程式化的法律文书。卫生计生行政执法文书既具有国家公文的特点，又具有法律文书的特性，必须有规范统一的表现形式。

1. 格式统一　不同的卫生计生行政执法文书的名称、结构、用语、内容要素、适用范围等都有严格的规定,不能随意变更。

2. 结构固定　各种不同用途的卫生计生行政执法文书,在结构上多有相对统一、固定的格式、项目和特定的书写规范要求,一般都分为首部、正文、尾部3个部分,每一部分都有特定的项目要求,每一项目有特定的内容要点。

3. 用语规范　卫生计生行政执法文书是按照统一的规范和标准制作的文书,特别是用语上具备准确、简明、统一的特性,不能随意改变。

(三)特定性

卫生计生行政执法文书记载的是针对特定的管理对象的特定事项做出的具体行政行为,具有指向的对象、时间、空间、事件内容等的特定性。与具有普遍约束力的抽象行政行为相比,卫生计生行政执法文书不具有普遍的约束力。因此,在卫生计生行政执法文书中,记载的事项应该是具体、客观的,指向的对象应该是明确的,所引用的法律条款也应该是具体的。

(四)强制性

卫生计生行政执法文书是卫生计生行政机关在适用卫生计生法律法规的过程中形成的,是卫生计生行政执法具体行政行为的文字表述。卫生计生法律法规的特征之一就是具有强制力,而依法做出的卫生计生行政执法文书,也体现了卫生计生法律法规中的国家意志,具有强制性。卫生计生行政执法文书一旦按照卫生计生法律、法规的规范内容制作完成,并依照法定的程序发出或者送达,即产生相应的法律效力,不仅卫生计生行政执法文书所针对的主体应当执行,而且对制作主体也产生约束力。

(五)专业技术性

卫生计生行政执法文书作为卫生计生行政执法行为的文字表现形式和工作记载,不仅具有法律特征,而且还体现了卫生计生行政执法的专业特点,具有很强的专业技术性。卫生计生行政执法的范围非常广泛,涉及与人的健康密切相关的众多领域和医学专业技术问题。卫生计生行政执法文书在制作的过程中,不仅要依据卫生计生法律法规的规定,而且还要依据大量的卫生计生标准和规范,需要医学科学专业知识、医学技术手段和医学检验、分析数据作为根据,并正确地使用医学卫生术语描述相关的卫生计生问题、法律问题和技术规范要求。卫生计生行政执法文书的内容必须正确的反映和表达卫生计生领域的专业技术特征,体现卫生计生行政执法的医学技术特点,这也是卫生计生行政执法文书区别于其他执法文书的一个重要标志。

三、卫生计生行政执法文书的种类

卫生计生行政执法文书按照不同的划分标准,可以进行不同的分类,一般有以下几种分类方式:

(一)按卫生计生行政执法文书的用途分类

1. 证据类文书　证据类文书是卫生计生行政部门在实施卫生计生行政执法的过程中,依法收集各种证据材料时形成和使用的文书,如询问笔录、现场笔录、采样记录、鉴定结论等。

2. 工作类文书　工作类文书是卫生计生行政部门根据有关程序的规定,依法对有关案件在机关内部进行调查研究、分析讨论、裁量、审核审批时形成和使用的文书,如案件受理记录、合议记录、案件调查终结报告等文书。

3. 执行类文书　执行类文书是卫生计生行政部门依法履行卫生计生行政执法职责、办理案件时制作和使用,对相对人授予某种权利或课以某种义务,需要相对人进行履行的文书,如各类通知书、决定书等。

(二)按卫生计生行政执法文书的制作方式分类

1. 笔录类文书　笔录类文书是由监督员以记录为主要方式制作的文书。多数笔录类文书首部按固定格式填写,正文内容根据实际情况用文字记录,主要在案件事实调查、陈述申辩、听证等过程中使用。如现场笔录、询问笔录、听证记录等。

2. 填写类文书　填写类文书是由卫生计生行政部门根据统一规定的内容和格式制作的法律文书。使用时根据不同的案件,填写相关内容并加盖制作主体公章即可。此类文书的特点是规范、统一、简单、快捷、方便。如当场处罚决定书、采样记录、送达回执等。

3. 叙述类文书　叙述类文书是监督员按照规定结构和写作要求而制作的法律文书。主要在汇报情况、陈述意见、申辩理由时使用。如调查终结报告、听证意见书、行政处罚决定书等。

(三)按卫生计生行政执法文书的性质分类

1. 卫生计生行政执法检查类文书　卫生计生行政执法检查类文书是卫生计生行政部门在对相对人实施卫生计生行政执法检查的过程中使用的法律文书,如现场笔录、卫生监督意见书、责令改正通知书、产品样品采样记录等。

2. 卫生计生行政处罚类文书　卫生计生行政处罚类文书是卫生计生行政部门对管理相对人的违法行为实施行政处罚过程中使用的法律文书,如案件受理记录、立案报告、行政处罚事先告知书、行政处罚决定书等。

3. 卫生计生行政强制、控制类文书　卫生计生行政强制、控制类文书是卫生计生行政部门对管理相对人采取行政强制措施过程中使用的文书,如行政控制决定书、解除行政控制决定书、行政强制决定书等。

4. 其他文书　卫生计生行政部门依法履行其他行政行为过程中所使用的文书。

第二节　卫生计生行政执法文书的制作要求

一、卫生计生行政执法文书的制作原则

卫生计生行政执法文书作为一种具有特定法律效力和法律意义的文书类型，一旦做出将对相对人产生法律作用。为了保证卫生计生法律法规能得到正确实施，保证卫生计生行政部门依法行政，保护相对人的合法权益，卫生计生行政执法文书的制作必须遵循下列原则：

（一）合法原则

合法原则要求卫生计生行政执法文书的制作必须做到于法有据，不能超越卫生计生法律法规的规定范围，也不能违反法定的程序。

1. 制作主体及其职权必须合法　卫生计生行政执法文书的制作主体，必须具有卫生计生行政执法主体资格，是依法行使卫生计生行政执法职权的卫生计生行政部门、法律法规授权组织、受委托组织，而且必须在法定的主管职权和管辖权范围内制作卫生计生行政执法文书。内部机构和委托组织不得以自己的名义签署对外发生法律效力的卫生计生行政执法文书。

2. 制作依据必须合法　制作卫生计生行政执法文书必须依据现行有效的卫生计生法律、法规、规章和规范性文件，并且符合法律法规对卫生计生行政执法文书的规范要求，正确表达法律法规的内容和含义。

3. 制作程序必须合法　制作卫生计生行政执法文书，不仅要符合实体法的规定，还要严格遵守法定的程序，按照特定的形式、步骤、顺序和时间要求制作，违背这些法定程序，文书就会失去其应有的法律效力。

4. 制作内容和格式合法　卫生计生行政执法文书的内容应符合相应的法律法规的规定，对具体的事项的判断、决定、要求、处分等内容在性质上、程度上认定和裁量适用法律必须正确，符合卫生计生法律法规的规定，并且不能出现越权内容和技术上的失误。卫生计生行政执法文书的格式和项目，应当符合卫生计生行政执法文书规范的要求。

（二）准确原则

1. 针对的主体准确　制作卫生计生行政执法文书，必须准确认定卫生计生行政执法文书所针对的接受主体。一是卫生计生行政执法文书制作主体与卫生计生行政执法文书针对的接受主体之间具有行政上的法律关系，卫生计生行政执法文书针对的接受主体是卫生计生行政执法文书制作主体的行政职权的管理相对人；二是卫生计生行政执法文书针对的接受主体适用对象必须是具有法定权利能力和行为能力的公民、法人和其他组织。

2. 针对的客体准确　制作卫生计生行政执法文书,必须辨明卫生计生行政执法文书所针对的行为、物品能否依法作为卫生计生行政执法法律关系的客体,是否属于该卫生计生行政执法行为管理的范围。一是不能将非卫生计生行政执法职责范畴的行为列为卫生计生行政执法文书针对的客体;二是不能将客体与其归属的主体张冠李戴,如把甲的行为、物品认定为乙的行为、物品。

3. 适用法律准确　制作卫生计生行政执法文书,必须准确、完整适用法律、法规的规定,要针对事实和案件性质准确引用相关法律条文,要具体到条、款、项、目。

4. 选用文书种类准确　各种卫生计生行政执法文书都有其特定的用途,不能互相取代。卫生计生行政部门在卫生计生行政执法过程中,应当根据卫生计生行政执法需要,针对处理事项、案件实际情况和具体的程序阶段采用不同种类的卫生计生行政执法文书,准确地选文书种类,正确制作卫生计生行政执法文书。

(三)客观原则

卫生计生行政执法文书的一个重要作用,就是记录相关主体的客观事实和客观状况,并以此为依据,对其行为的合法性进行判别,作出相应的处理。因此制作卫生计生行政执法文书,必须以客观事实和客观状况为基准,不能主观臆断和进行编造事实。特别是作为卫生计生行政处罚证据的文书,是认定违法主体相应违法事实的重要证据形式,更要客观记录违法主体的事实和行为,保证案件处理的合法性。因此,只有符合客观原则的执法文书,才能真实的反映被记录主体的本来状况,才能保证卫生计生行政执法文书的质量。

(四)及时原则

对卫生计生行政执法的各种行为,法律、法规规定了严格的程序顺序和办理期限的要求,各项卫生计生行政执法行为,必须在法定的期限内作出。如对证据先行登记保存的处理、卫生计生行政处罚案件的办理、卫生计生行政许可的作出,相关的法律法规均给予了明确的期限规定。因此,卫生计生行政执法文书的制作,必须适应卫生计生行政执法的特点和实际工作的需要,保证卫生计生行政执法过程中能够及时、迅速地处理各种突发事件和违法案件,符合法律法规规定的期限要求。卫生计生行政执法文书不仅要求做到正确合法,而且还必须及时有效。如果超出法定期限制作相应的卫生计生行政执法文书,将会导致卫生计生行政执法行为的无效。

二、卫生计生行政执法文书制作的基本要求

(一)主题鲜明、立意明确

立意和主题是制作卫生计生行政执法文书的纲领。制作一份卫生计生行

政执法文书,首先必须根据案件的客观事实、拟办事项的具体情况、有关法律法规的规定,确立明确的目的、鲜明的主题和正确的立意,对文书拟解决的实质问题及相关意见,必须明确、肯定。同时,要以此作为制作该具体卫生计生行政执法文书的基本纲领,以适当的文体、规范的格式和恰当的语言表述清楚。

（二）材料真实、选材严格

真实客观的材料是制作卫生计生行政执法文书的基础,选材恰当是制作卫生计生行政执法文书的关键。制作一份卫生计生行政执法文书,必须在确定目的、主题、立意后,围绕主题和立意,对案件或事项的基础材料进行认真的选择和组织,去粗取精、去伪存真、舍繁就简。选用的材料,一是必须精简、确切,为意所取、为意所用,不能事无巨细、平等罗列;二是必须舍弃恰当,不能有随意性,不丢失关键内容;三是必须客观真实,不能虚假,既不能扩大也不能缩小,更不能随意编造;四是必须具有针对性,具体问题具体分析,根据文书的具体用途,恰当排列材料的主次关系,突出重点;五是针对事实、证据和案件性质,准确引用法律规定条款。

（三）结构完整、体例严谨

卫生计生行政执法文书是具有特定体例和结构要求的法律文书。制作卫生计生行政执法文书,必须严格遵守法定的体例结构规范要求,保证文书在结构上的完整性和体例上的严谨性。一则不同种类的卫生计生行政执法文书,虽然在结构和体例上有所差异,但在总体上其结构固定化。卫生计生行政执法文书和其他法律文书一样,在结构上一般分为首部、正文、尾部三部分。各部分的结构、项目也多是固定的,不能任意颠倒、取舍。二则用语程式化是所有法律文书的共同特征。制作卫生计生行政执法文书应当严格按照法律法规的规定和有关卫生标准、规范的要求,运用规范和程式化的固定用语形成不同卫生计生行政执法文书各自的框架和固定格式,保证卫生计生行政执法文书在结构上的完整性和体例上的严谨性。

（四）用语准确、文风朴实

卫生计生行政执法文书既具备法律文书和国家公文的一般特性,也具有卫生专业技术的特点,因此卫生计生行政执法文书在用语上,也必须符合相应的要求。一方面要用语简洁、明了、精确、恰当,按照法律文书的要求,准确的描述客观事实,引用法律法规;另一方面也要符合公文用语的规范性要求,在文体、格式、标点符号等方便严格遵循相应的标准。同时,由于卫生计生行政执法文书的专业技术的特性,在运用专业术语、鉴定结论、检测结果等方面,也要科学、规范,以准确反映客观情况。

（五）内容完整、表达恰当

制作卫生计生行政执法文书,必须正确选择适当的表达方式,该记叙的要记叙清楚；该说理的要分析透彻；该说明的要写得清楚、明白、准确。一是记叙事实时不仅要把事实中的时间、地点、人物、方法、原因、过程、结果等基本要素记写清楚，还要重点、焦点问题突出，因果关系明确；二是分析说理要前后呼应，抓住关键问题，以事实为根据、以法律规定为依据；三是说明事实经过要把握关键环节，阐述特点要有针对性和区别性，不能使人产生疑问。

（六）书写规范、可读可识

制作卫生计生行政执法文书，应当按照法定的书写规范要求书写。特别是填写卫生计生行政部门或有关国家机关统一颁发的有固定格式的卫生计生行政执法文书，必须严格按照制发机关发布的书写规范填写。文书应使用蓝色或者黑色的钢笔，字迹清楚、工整、文字规范、书面整洁，符号正确，不得随意勾画涂改；填写内容不得任意涂改，因书写错误需要对文书进行修改的，应用杠线划去修改处，在其上方或者接下处写上正确内容等等，这都是应当遵循的规范。

三、卫生计生行政执法文书制作的具体要求

（一）文书格式的要求

对于卫生计生行政许可、卫生监督检查、卫生计生行政处罚等卫生计生行政执法活动的文书，卫生计生行政部门都统一规定了相应的文书格式，并对每个文书的定义，适用范围、文书项目、每个项目的具体填写要求等，都作出了明确的规定和要求。特别对文书中卫生计生行政部门的名称、文书文号、文书编号等方面都作出了具体的规定。

（二）文书内容的要求

对于文书的内容，应当按照《卫生行政执法文书规范》的要求进行填写。一方面每个文书设定的项目，应当填写完整，不能有空缺；另一方面文书的正文内容必须要按照格式规范的要求，完整准确的制作。卫生计生行政执法文书的正文必须以客观事实为基础，如实反映客观的情况。如在《行政处罚决定书》中，要围绕违法事实的基本要素，对时间、地点、人物、事件经过、造成的后果等一一描述清楚，并能清楚地表明各证据材料和所证明事实之间的逻辑关系。

（三）文书语言的要求

卫生计生行政执法文书语言文字有以下几方面的要求：①符合国家公文的语言要求，严谨、规范、文字平实、用语准确，切忌掺入个人感情色彩；②符合法律文书的要求，语言庄重、严肃，用"法言法语"，不用口头语、常用语等；③语言要科学准确，正确地使用卫生和医学专业用语，引用标准、规范时要完整、准确；④语言要完整，在文书中出现的法律法规名称、当事人名称、涉及的

物品名称等,都要用全称,不能随意地用简称和代号,以免产生歧义。

(四)其他要求

卫生计生行政执法文书的制作,除了格式、内容、语言上要符合相应的要求外,还需要在文书管理等其他的多个方面进行规范统一,才能保证制作出一份高质量的文书。

1. 文号　卫生计生行政执法文书要有完整的文书文号和编号格式,文书本身设定文号的,应当在文书标注的"文号"位置编写相应的文号,编号方法为:"地区简称+卫+执法类别+执法性质+〔年份〕+序号"。文书本身设定编号的,应当在文书标注的"编号:"后印制编号,编号方法为:"年份+序号"。

2. 书写要求　对于现场使用的文书,应当按照规定的格式印制后填写,两联以上的文书应当使用无碳复写纸印制。填写中应当用黑色或者蓝黑色的水笔或者签字笔,保证字迹清楚、文字规范、文面清洁。对于预先设定的文书栏目,应当逐项填写。摘要填写的,应当简明、完整、准确。签名和注明日期必须清楚无误。因书写错误需要对文书进行修改的,应当用杠线划去修改处,在其上方或者接下处写上正确内容。对外使用的文书作出修改的,应当在改动处加盖校对章,或者由对方当事人签名或者盖章。卫生执法文书也可以按照规范的格式打印,执法过程中需要利用手持移动执法设备现场打印文书的,在文书格式和内容不变的情况下,文书规格大小可以适当调整。

3. 当事人确认　当场制作的现场笔录、询问笔录、陈述和申辩笔录、听证笔录等文书,应当在记录完成后注明"以下空白",当场交由有关当事人审阅或者向当事人宣读,并由当事人签字确认。当事人认为记录有遗漏或者有差错的,应当提出补充和修改,在改动处签字或者用指纹、印鉴覆盖。当事人认为笔录所记录的内容真实无误的,应当在笔录上注明"以上笔录属实"并签名。当事人拒不签名的,应当注明情况。采取行政强制措施时,当事人不到场的,应当邀请见证人到场在现场笔录上签名或者盖章。

4. 用印　卫生计生行政执法文书要注意正确使用印章。不同的卫生计生行政执法文书,使用卫生计生行政部门本章还是使用卫生监督专用章等等,都有明确的规定。每个文书应当按照规定的用章权限正确使用,不能用其他的印章来替代。

5. 文书续页　文书首页不够记录时,可以续页记录,但首页及续页均应当有当事人签名并注明日期。

6. 签收　对外使用的文书本身设定签收栏的,在直接送达的情况下,应当由当事人直接签收。没有设定的,一般应当使用送达回执。

四、卫生计生行政执法文书的结构与写作要素

卫生计生行政执法文书书面结构形式,一般由首部、正文、尾部3个组成部分。

（一）首部

首部是卫生计生行政执法文书的起始部分,必须有明确的主题和当事人,说明相关情况。卫生计生行政执法文书首部的写作要素包括:

1. 标题 一般是表明该文书的文书种类和主要内容,应当点明主旨,符合法律法规规定和相应的规范要求,一般不能自行创制。

2. 编号或文号 应当按相应文书的规范标准编写,符合分类、查找统计、存档要求。

3. 当事人身份事项 文书本身设有"当事人"项目的,按照以下要求填写:是法人或者其他组织的,应当填写单位的全称、地址、联系电话,法定代表人（负责人）的姓名、性别、民族、职务等内容;是个人的,应当填写姓名、性别、身份证号、民族、住址、联系电话等内容。

4. 案由 案由统一写法为当事人名称（姓名）+ 具体违法行为 + 案。如有多个违法行为,以主要的违法行为作为案由。文书本身设有"当事人"项目的,在填写案由时可以省略有关当事人的内容。

5. 必要的引言或导语。

（二）正文

正文是卫生计生行政执法文书的主体部分和主要内容。必须根据卫生计生行政执法文书的具体用途、主旨,具体写明相应的客观事实、有关事项、具体理由和处理意见、决定。根据文书种类的不同,正文中的构成要素也有所区别。需要作出处理决定的卫生计生行政执法文书,其正文的要素一般包括:

1. 事实要素 事实部分是卫生计生行政执法文书对处理事项、违法行为等事实经过的文字描述和记载,是卫生计生行政执法文书的关键内容,可以根据具体案情采取适当的叙述方式。无论写作方式如何,都要注明具体行为、事项发生发展的时间、顺序、具体地点;注明所有当事人的具体情况;违法行为的情节、动机、手段、社会影响和产生或可能产生的后果等。

2. 证据要素 证据是卫生计生行政执法文书中的重要一环,运用证据证明所陈述事实,要说明证据的种类、来源、特点及所要证明的要点等。

3. 定性要素 所谓定性是卫生计生行政执法文书在叙述事实的基础上,运用法律法规的具体规定,对案件或事项的性质和严重程度作出判断的文字描述,是为最终处理确定的事实根据。卫生计生行政执法文书对案件或有关

事项作定性描述时,应当正确的适用法律法规的具体规定,说明案件的具体性质。例如卫生计生行政处罚决定书,一般表述为当事人"违反了×××法××条的规定",在引用法律法规时必须具体到条、款、项、目,不能出现错误,并要与最后的处理决定相呼应。

4.主文要素 主文是指卫生计生行政执法文书中对案件或有关事项具体行政处理或处罚决定的文字描述部分。这一部分是卫生计生行政执法文书的核心部分,卫生计生行政执法文书的各个部分都要为主文服务。主文的写作必须准确、具体。一是正确的适用法律、法规,正确地引用法律条文;二是正确的选择和表述处罚种类和幅度,对有多个罚种的案件,不能出现处罚种类之间的矛盾;三是准确、具体、肯定的表达行政处理或行政处罚决定的意思。对笔录类卫生计生行政执法文书,应当根据实际情况抓住重点按照事实要素的要求作客观记录。

(三)尾部

尾部是卫生计生行政执法文书的结尾部分,虽然在卫生计生行政执法文书中起到附注和说明的作用,但也是非常重要的一部分,一旦发生错误也会影响卫生计生行政执法文书的法律效力。卫生计生行政执法文书尾部的写作要素一般包括:

1.告知权利 告知当事人权利是卫生计生行政执法程序中的重要内容,是卫生计生行政执法合法、公正、公开原则的具体体现,也是卫生计生行政部门实施卫生计生行政执法行为时的一项义务。卫生计生行政部门应当按照法律规定如实注明当事人应当享有的行政救济权利。

2.告知义务 如行政处罚决定书应当告知当事人交纳罚款的期限等。

3.有关说明事项 卫生计生行政执法文书的尾部应当将与卫生计生行政执法文书正文有关的事项予以说明,例如执行行政决定的时间、地点、期限等。

4.署名盖章 卫生计生行政执法文书的署名必须符合法律的规定,应当签署卫生计生行政部门的名称和公章,不能签署内部机构的名称和印章。

5.注明时间 卫生计生行政执法文书的尾部应当准确写明文书制作和生效的时间,不能出现逻辑性错误,或者出现前后时间不一致的现象,特别是涉及相对人权利的时间项目不能出现错误和颠倒。例如,如果告知当事人陈述申辩权的文书时间在处罚决定书的时间之后,无论是何种原因都会导致行政处罚无效。

6.其他应当标明的事项 例如现场笔录、询问笔录的,应当由被检查人、被询问人在签名时写明"以上笔录属实"的字样并进行签字确认等。

第三节　卫生计生行政检查类执法文书

一、卫生计生行政检查类文书概述

卫生计生行政检查类文书,是卫生计生行政部门在履行卫生计生行政执法职责过程中,进行卫生计生监督检查时使用的文书,主要包括:①对有关样品进行采样使用的文书;②对现场进行监督检查和对相关人员进行调查核实时使用的文书;③提出监督意见时使用的文书;④对相关证据采取登记保存时使用的文书。卫生计生行政检查类文书,虽然在大多数情况下并不产生直接影响相对人权利义务的法律效力,但是这些文书是卫生计生行政部门做出能够直接影响相对人权利义务的具体行政行为的证据资料,对卫生计生行政执法行为的正确与否具有决定性的作用,是卫生计生行政执法实践中非常重要的执法文书。

二、对有关样品进行采样的文书

对有关样品进行采样的文书,是卫生计生行政部门在实施对健康相关产品和其他卫生状况的监督检查时,为查明有关产品、物品、环节、环境的卫生状况、技术性能以及来源等情况,对相关产品、物品实施检验、鉴定等使用的各种文书。根据《卫生行政执法文书规范》,对有关样品进行采样使用的文书主要包括产品样品采样记录、非产品样品采样记录、产品样品确认告知书、检验结果告知书等4种。

（一）产品样品采样记录

产品样品采样记录,是采集用于鉴定检验的健康相关产品及其他产品的书面记录。采样记录应当写明被采样人、采样地址、采样方法、采样时间、采样目的等内容。样品基本情况应当写明样品名称、样品规格、样品数量、样品包装状况或者储存条件、样品的生产日期及批号、样品标注的生产或者进口代理单位、采集样品的具体地点。该文书尾部应当有被采样人签名确认、两名以上采集样品的监督员签名并分别注明时间。产品样品采样记录的用章,一般用卫生监督专用章。

（二）非产品样品采样记录

非产品样品采样记录,是从有关场所采集鉴定检验用样品的书面记录。非产品样品采样记录应当写明被采样人、采样地点、采样方法、采样时间、采样目的、采样设备或者仪器名称、采集样品名称、编号及份数。此外,还应当对被采集样品的物品或者场所的状况进行客观的描述。该文书尾部应当有被采样人签名确认、两名以上采集样品的监督员签名并分别注明时间。非产品样品采样记录的用章,一般用卫生监督专用章。

（三）产品样品确认告知书

产品样品确认告知书,是实施卫生监督抽检的卫生计生行政部门为确认产品的真实生产或者进口代理单位,向标签标注的生产或者进口代理单位发出的文书。告知书应当写明样品的基本情况,采样日期、被采样单位或者地址、样品标识的生产或者进口代理单位及地址、生产日期或者批号、标识、规格、样品名称等内容。还应当告知确认的方式、时间、地点、联系人、联系电话、联系地址和邮政编码等,并告知逾期未回复确认的,视为对样品真实性无异议。

（四）检验结果告知书

检验结果告知书,是卫生计生行政部门将抽检不合格样品的检验结果告知相应当事人的文书。告知书应当写明被检验的产品或者其他物品的名称,检验结果不符合国家有关卫生标准规定的情况,并告知当事人依照规定是否有申请复核的权利及提出复核申请的期限等内容。

三、现场检查、调查文书

现场检查、调查文书,是卫生计生行政部门在卫生计生行政执法中,为记录被检查单位现场客观情况和有关当事人提供的情况、或者为实施卫生计生行政处罚,查明当事人违法与否的真实情况进行调查取证时,在被检查、调查者的参与下依法制作和使用的文书。这种文书的适用范围比较广泛,既可以在日常卫生计生行政执法中使用,也可以在实施卫生计生行政处罚和办理卫生计生行政复议案件中使用。

现场检查、调查时使用的文书在卫生计生行政执法中具有直接的证据作用：①记录监督员对被检查者的执法检查结果；②反映被检查者的真实客观情况；③为卫生计生行政部门做出卫生计生行政执法行为提供事实证据。现场检查、调查时使用的文书一般情况下由监督员在被检查人的参与配合下,在检查和调查的现场以记叙的方式据实记录。根据《卫生行政执法文书规范》,现场检查、调查时使用的文书主要有现场笔录、询问笔录等。

（一）现场笔录

现场笔录,是监督员在案件调查、现场监督检查或者采取行政强制措施过程中,对与案件有关的现场环境、场所、设施、物品、人员、生产经营过程等进行现场检查时作的记录。现场笔录是以文字的形式固定现场状况,是卫生计生行政执法中非常重要的证据类文书,在卫生计生行政执法中有及其重要的法律意义。

制作现场笔录的基本要求如下。

1. 首部 应当写明文书名称、页码、被检查人身份情况、实施检查的机关、检查的时间、检查的具体地点方位等内容。

2. 正文 是现场笔录的重点和核心,应当准确、客观、完整、详尽地将现场的情况进行记录。在制作现场笔录中,应当遵循客观性、真实性、相关性、合法性的原则。在记录过程中,只能进行客观的记载,不能进行分析推断。记录的内容要准确具体,不能笼统抽象,特别要注意不能用笼统的概念代替具体的描述。现场采取的拍照、证据保存等行为,在现场笔录中也可以进行记载。同时,在正文的起始部分应当记录监督员告知执法依据、亮证情况等内容。

3. 尾部 必须由实施检查的两名以上监督员签名,被检查人阅后注明情况属实,在每一页上签名,签名时应当注明时间。被检查人拒绝签名的可以请在场的见证人签名并说明情况。

(二)询问笔录

询问笔录,是监督员依法办理卫生计生行政执法案件时为查明案件事实、收集证据,而向案件当事人、证人或者其他有关人员调查了解有关情况时作的记录。与现场检查记录一样,询问笔录也是卫生计生行政执法中一种非常重要的证据类文书,在卫生计生行政执法中有非常重要的法律意义。制作询问笔录的基本要求如下:

1. 首部 应当写明文书名称、页码,详细记录被询问人身份情况,如姓名、性别、年龄、民族、工作单位、住址(联系地址)等;写明实施询问的机关的名称、询问的时间、询问的具体地点。

2. 正文 应当详细记录被询问人提供的与案件有关的全部情况,包括案件发生的时间、地点、事实经过、因果关系、后果等内容。制作询问笔录时应当注意的问题:①首先记录依法告知事项,如执法依据、亮证情况等;②询问应当采取一问一答的方式记录,被询问人的陈述是笔录的核心内容,应当是被询问人的原意的忠实记录,不能随意进行删减;③询问笔录必须当场记录,监督员不能事后自行补记,记录时补记和修改的地方必须有被询问人的签字,不能诱导逼供;④必须记录原话,内容完整。

3. 尾部 必须由进行询问的两名以上监督员签名,被询问人阅后注明笔录属实,在每一页上签名,签名时应当注明时间。

四、卫生监督意见文书

卫生监督意见文书,是监督员在实施卫生计生行政执法检查后,根据执法检查的结果,针对检查中发现的违法行为或者问题对被执法检查的单位和个人提出有关改正意见时使用的文书。目前,卫生计生行政部门提出执法意见时常用的文书主要包括卫生监督意见书和责令改正通知书两种。这种文书对管理相对人具有指导性或强制性，当事人应当执行。

（一）卫生监督意见书

卫生监督意见书，是卫生计生行政部门制作的对被监督单位或者个人具有指导性或者指令性作用的文书。卫生监督意见书是一种多用途的文书，卫生计生行政部门凡是需要对被监督对象提出卫生要求、改进意见、技术指导的，均可以使用该文书。另外，对当事人存在违法事实，依法需要责令改正的，也可以用此文书提出，并当写明法律依据、改正期限及责令改正意见等内容。卫生监督意见书作为一种卫生计生行政执法文书制作时也分为首部、正文和尾部，但是其正文的部分没有固定内容，很多问题都可以通过监督意见表达。一般情况下，卫生监督意见书写作的要求是要有针对性和可操作性，文书表述应当规范准确。在正文部分，应当针对发现的问题提出切实可行的改进办法，使其达到卫生标准或卫生规范；要求被监督人对问题进行改进的，应当注明具体的改正时间和期限。

（二）责令改正通知书

责令改正通知书，是卫生计生行政部门实施行政处罚时，责令当事人改正或者限期改正违法行为时使用的文书。根据专业法律法规要求需要责令改正的，也应当使用责令改正通知书。在制作时应当阐明具体违法事实，并根据该违法行为的危害性、潜在风险和改正难度，合法合理提出责令改正要求并设置改正期限。

五、对证据采取登记保存时使用的文书

卫生计生行政部门对当事人进行监督检查，并发现有关违法证据后，为了避免相关证据被转移、隐匿、销毁，需要采取一定的手段对违法证据实施保全，并使用相关的执法文书进行记录。此类文书主要包括证据先行登记保存决定书、证据先行登记保存处理决定书、封条等3类。

（一）证据先行登记保存决定书

证据先行登记保存决定书，是要求当事人对需要保全的证据在登记造册后进行保管的文书。决定书应当写明保存方式、保存期限、保存地点以及保存证据的有关内容。保存的方式一般有就地封存和指定地点封存两种。保存的物品清单应当详细填写项目，内容准确清楚。

（二）证据先行登记保存处理决定书

证据先行登记保存处理决定书，是卫生计生行政部门在规定的期限内对被保存的证据作出处理决定的文书，它应当和证据先行登记保存决定书配套使用。应当注意的是，《行政处罚法》第三十七条第二款规定，在证据可能灭

失或者以后难以取得的情况下,经行政机关负责人批准,可以先行登记保存,并应当在 7 日内及时作出处理决定。因此,在使用该文书时,必须注意在证据保存后 7 日内作出处理的期限要求。处理决定书应写明当事人全称,保存决定书作出的时间、文号及具体处理决定。

（三）封条

封条,是为调查取证、保存证据或者防止危害进一步扩大等,对特定生产经营场所、物品等采取临时停止使用,以及禁止销售、转移、损毁、隐匿物品等措施时使用的文书。封条一般不能单独使用,应当配合其他文书共同使用。如在采取行政控制措施或者在进行证据登记保存时,可以对相应的场所或者物品加贴封条。封条上应当注明日期和期限,并加盖公章,其规格可以根据实际需要确定。封条应当加贴在场所或者物品的显目位置,并达到封贴的效果。

第四节　卫生计生行政强制控制类执法文书

一、卫生计生行政强制控制类文书概述

卫生计生行政强制和控制类文书,是卫生计生行政部门在实施行政强制和行政控制措施,或者申请行政强制执行中制作、使用的文书,包括查封扣押决定书、查封扣押处理决定书、查封扣押延期通知书、封条、行政控制决定书、解除行政控制决定书、催告书、强制执行申请书等 8 种文书。封条在证据保存文书中已作介绍,这里就不再复述。

二、查封、扣押决定书

查封、扣押决定书,是卫生计生行政部门为制止违法行为、防止证据毁损、避免危害发生、控制危险扩大,依法对涉案的场所、设施或者财物采取查封、扣押措施时发出的文书。《行政强制法》把行政强制分成的两大类,第一大类为行政强制措施,第二大类为行政强制执行。目前卫生计生法律法规当中还是保留了一些行政强制措施的规定,查封、扣押就是行政强制措施的一种,查封、扣押的期限一般不得超过 30 日。查封、扣押决定书中应当写明当事人的姓名或者名称、地址,查封、扣押的理由、依据和期限,查封、扣押场所、设施或者财物的名称、数量等,并告知当事人申请行政复议或者提起行政诉讼的途径和期限。对于所涉及的物品需要进行检测、检验、检疫或者技术鉴定的,应当告知当事人所需的时间,同时告知查封、扣押的期间不包括检测、检验、检疫或者技术鉴定的期间。

三、查封、扣押处理决定书

查封、扣押处理决定书，是卫生计生行政部门在规定的期限内对被采取查封、扣押行政强制措施的场所、设施或者财物作出处理决定时发出的文书。行政机关采取查封、扣押措施后，应当及时查清事实，在本法第二十五条规定的期限内作出处理决定。对违法事实清楚，依法应当没收的非法财物予以没收；法律、行政法规规定应当销毁的，依法销毁；应当解除查封、扣押的，作出解除查封、扣押的决定。处理决定书应当写明当事人的姓名或者名称，查封、扣押决定书作出的时间、文号及具体处理意见。

四、查封、扣押延期通知书

查封、扣押延期通知书，是因案情复杂，需要延长查封、扣押期限时发出的文书。对于有些查封扣押决定，情况复杂的，经行政机关负责人批准，可以延长，但是延长期限不得超过 30 日。延期通知书应当写明当事人的姓名或者名称，查封、扣押的期限，并说明理由。

五、卫生行政控制决定书

卫生行政控制决定书，是卫生计生行政部门发现当事人生产经营的产品或者场所可能或者已经对人体健康产生危害，需要对物品或者场所采取控制措施时发出的文书。卫生行政控制决定书是对外发生法律效力的卫生计生行政执法文书，当事人对卫生行政控制决定书不服可以依法申请行政复议或者提起行政诉讼。决定书应当写明当事人全称、控制的原因、控制的法律依据和作出处理决定的期限，对控制的物品或者场所应当写明物品或者场所的名称、控制地点、控制方式等内容。

六、解除卫生行政控制决定书

解除卫生行政控制决定书，是卫生计生行政部门确认被控制的物品或者场所不能或者不可能对人体健康构成危害时，决定对被控制的物品或者场所解除控制时发出的文书。解除卫生行政控制决定书是与卫生行政控制决定书相对应的卫生计生行政执法文书，表明原有控制决定的终止。因此，解除卫生行政控制决定书的正文应当写明原卫生行政控制决定书作出的时间、文号，表明依法解除控制的意见。

七、催告书

催告书，是卫生计生行政部门作出申请强制执行决定前，事先催告当事人履行法定义务时发出的文书。催告书应当写明履行法定义务的期限、方式，涉及金钱给付的，应当注明具体的金额和给付方式，并告知当事人依法享有陈述和申辩的权利。当事人收到催告书后有权进行陈述和申辩。行政机关应当充分听取当事人的意见，对当事人提出的事实、理由和证据，应当进行记录、复核。当事人提出的事实、理由或者证据成立的，行政机关应当采纳。

八、强制执行申请书

强制执行申请书，是当事人在法定期限内不申请行政复议或者提起行政诉讼，又不履行行政决定，经依法催告仍未履行的，卫生计生行政部门自期限届满之日起 3 个月内申请人民法院强制执行时提交给人民法院的书面申请。卫生计生行政部门申请人民法院强制执行前，应当催告当事人履行义务。催告书送达 10 日后当事人仍未履行义务的，行政机关可以向所在地有管辖权的人民法院申请强制执行；执行对象是不动产的，向不动产所在地有管辖权的人民法院申请强制执行。卫生计生行政部门向人民法院申请强制执行，应当提供强制执行申请书、行政决定书及作出决定的事实、理由和依据、当事人的意见及行政机关催告情况、申请强制执行标的情况等材料。强制执行申请书应当由行政机关负责人签名，加盖行政机关的印章，并注明日期。申请书应当写明当事人基本情况及申请执行的内容，由卫生计生行政部门负责人签名，加盖卫生计生行政部门印章并注明日期。

第五节　卫生计生行政处罚类文书

一、卫生计生行政处罚类文书的概述

卫生计生行政处罚类文书，是卫生计生行政部门在查处卫生计生违法案件，实施卫生计生行政处罚的过程中制作和使用的文书。根据《行政处罚法》和卫生计生行政部门（原卫生部）颁发的《卫生行政处罚程序》《卫生行政执法文书规范》的规定，用于卫生计生行政处罚的卫生计生行政执法文书有十余种。按照实施卫生计生行政处罚的程序，可以将卫生计生行政处罚类文书分为：卫生计生行政处罚立案阶段文书、卫生计生行政处罚调查取证阶段文书、卫生计生行政处罚裁量和告知阶段文书、卫生计生行政处罚听证程序文书、卫生计生行政处罚决定文书、卫生计生行政处罚执行和结案阶段文书和其他相关文书等。

二、卫生计生行政处罚立案阶段文书

卫生计生行政处罚立案阶段文书,是卫生计生行政部门对属于管辖职权范围内的卫生计生违法行为进行受理、立案时制作和使用的卫生计生行政执法文书。卫生计生行政处罚立案阶段的文书,是启动卫生计生行政处罚程序的文字记载,属于卫生计生行政部门内部的工作文书,一般不对外直接发生法律效力。根据《卫生行政执法文书规范》的规定,用于卫生计生行政处罚立案阶段的卫生计生行政执法文书主要有案件受理记录、立案报告两种。

（一）案件受理记录

案件受理记录,是对检查发现、群众检举或者控告,上级卫生计生行政部门交办、下级卫生计生行政部门报请、有关部门移送来的案件,按照规定的权限和程序办理案件受理手续,所作的文字记录。

制作案件受理记录的基本要求如下:

1. 首部　应当按照《卫生行政处罚程序》的规定写明案件来源、受理时间和案发单位或个人的信息。

2. 正文　主要有两个方面的内容:①案件摘要及主要违法事实,包括案发时间、案发地点、重要证据及造成的危害和影响等内容;②经办人处理意见,一般有提请立案、进一步核实情况、移送等几类意见。

3. 尾部　主要是填写负责人对案件的处理意见。

（二）立案报告

立案报告,是对受理的案件进行初步核实后,确认有违法事实,属于本机关管辖,并需给予行政处罚的,为了对案件展开调查,向主管卫生计生行政部门负责人或主管科（处、室）负责人提出的书面报告。《卫生行政处罚程序》中规定,对符合有明确违法行为人或危害后果、有来源可靠的事实依据、属于卫生行政处罚的范围、属于本机关管辖等要素的案件,应当在受理后 7 日内予以立案。制作立案报告的基本要求如下:

1. 首部　应当写明案件来源、受理时间、发案时间和发案地点。

2. 正文　案情摘要,应按性质和程度,由大到小、从重到轻加以排列,逐个提出问题并加以简要说明。同时要指明当事人违反的具体法律条款,并由经办人提出立案的意见。

3. 尾部　负责人审批意见,是负责人对查处案件的批示,如是否批准立案,对批准立案的应确定承办人员。

三、卫生计生行政处罚调查取证阶段文书

卫生计生行政处罚调查取证阶段文书,是卫生计生行政部门依法对卫生

计生违法案件决定予以立案查处,进行调查取证时制作和使用的各种卫生计生行政执法文书。卫生计生行政部门在卫生计生行政处罚调查取证阶段制作的各种文书,多数是卫生计生行政处罚的证据材料,是卫生计生行政部门做出卫生计生行政处罚行为的事实根据,对卫生计生行政处罚行为的正确与否起着决定性的作用。监督员必须严格按照法律法规的规定和制作卫生计生行政执法文书的规范要求,调取资料书写和制作文书。卫生计生行政处罚调查取证阶段的文书有多种,根据违法案件的不同性质和种类,前述卫生计生行政检查类的文书中的产品样品采样记录、非产品样品采样记录、产品样品确认告知书、检验结果告知书、现场笔录、询问笔录、证据先行登记保存决定书、证据先行登记保存处理决定书等都有可以成为卫生计生行政处罚调查取证阶段的文书。上述文书的制作要求已经在第三节中予以详细介绍,本处不再赘述。

除此之外,案件调查终结报告也是卫生计生行政处罚调查取证阶段的文书,此处只对该文书的制作要求进行介绍。案件调查终结报告,是案件调查终结后,承办人就案情事实、对所调查问题性质的认识、对当事人责任的分析、对当事人的处理意见等,以书面形式向领导或者有关部门所做的正式报告。制作案件调查终结报告的基本要求如下:

1. 首部　应当写明文书名称、当事人身份情况、案由、承办机构和承办人。

2. 正文　应当写明案情及主要违法事实、相关证据、争议要点、处理建议等。案情及违法事实,应简明扼要,写清案件的经过和结果,违反的法律条款等;相关证据,应列明已经查证属实的,与案件有关的所有证据;争议要点,既应写明当事人与承办人之间对案情事实的不同观点,也应表明承办人之间对案件的不同意见;处理建议,需要给予行政处罚的,应写明行政处罚的种类、幅度及法律依据,或者经过调查,据以立案的违法事实并不存在,应写明建议终结调查并结案等内容。

3. 尾部　应当签署负责人意见,写明是否同意的意见;对需要合议的案件应当提出进行合议的具体意见。

四、卫生计生行政处罚裁量和告知阶段文书

卫生计生行政处罚裁量和告知阶段文书,是卫生计生行政部门在查处违法案件的过程中,对已经调查终结的案件,进行进一步核实、研究、裁量,是否给予行政处罚和给予什么程度的行政处罚进行讨论,并将拟处罚的意见告知当事人并听取陈述申辩时制作和使用的卫生计生行政执法文书。卫生计生行政处罚裁量阶段文书,主要包括合议记录、行政处罚事先告知书、陈述和申辩笔录。

（一）合议记录

合议记录，是对拟适用听证程序的行政处罚或其他重大行政处罚案件在调查终结后，组织有关人员对案件进行综合分析、审议时记录的文字材料。合议记录主要是反映对案件进行集体讨论的过程，合议人员对案件处理的意见，参加合议人应当是3人以上的单数。制作合议记录的基本要求如下：

1.首部　应当写明文书名称、案由、合议主持人、参加合议的人员、合议时间、合议地点等。

2.正文　必须记录已经查明案件的违法事实、相关证据、给予行政处罚的依据，合议提出的具体建议。如参加合议的人员对案件有不同意见的，应当予以如实记录。

3.尾部　应当所有参加合议人员在每页合议记录上签名并注明日期。

（二）行政处罚事先告知书

行政处罚事先告知书，是卫生计生行政部门在作出行政处罚决定前，告知当事人将要作出的行政处罚决定的事实、理由、依据以及当事人依法应当享有的权利的文书。制作行政处罚事先告知书的基本要求如下：

1.首部　应当写明当事人、文书编号。

2.正文　应当写明当事人的违法行为、违反的法律条款、将要作出的行政处罚决定的法律依据、行政处罚的种类和幅度，告知当事人享有的陈述和申辩的权利，适用听证的还应当告知当事人享有要求举行听证的权利及法定期限，并注明联系人、联系电话、地址等。

3.尾部　应当写明卫生计生行政部门全称、加盖公章，并请当事人签名并写清签收时间。在当事人表明放弃陈述和申辩权或者放弃听证权时，应当请当事人在"当事人意见记录"处写明"放弃陈述和申辩权"或者"放弃听证权"等内容。

（三）陈述和申辩笔录

陈述和申辩笔录，是对当事人及陈述申辩人陈述事实、理由和申辩内容的记录。该文书不仅仅适用于行政处罚事先告知阶段，也适用于在强制执行催告阶段。当事人委托陈述申辩人的，应当写明受委托的陈述申辩人的姓名、性别、职务、现在工作单位等。受委托的陈述申辩人应当出具当事人的委托书。陈述和申辩笔录应当写明陈述和申辩的地点和时间，尽可能记录陈述申辩人原话，不能记录原话的，记录应当真实反映陈述申辩人原意。

（四）陈述和申辩复核意见书

陈述和申辩复核意见书是对当事人提出的事实、理由和证据进行复核的记录。复核意见书应当写明陈述申辩人的姓名、陈述和申辩的理由和证据，以及复核人和承办机构的意见。当事人收到催告书后所进行的陈述和申辩的复核,应当在复核意见书中写明卫生计生行政部门的意见。

五、卫生计生行政处罚听证程序文书

卫生计生行政处罚听证程序文书,是卫生计生行政部门拟作出当事人享有听证权利的吊销卫生许可证、责令停业整顿和较大数额罚款的重大卫生计生行政处罚和依法组织行政处罚听证时制作和使用的各种卫生计生行政执法文书。根据《卫生行政执法文书规范》的规定,用于卫生计生行政处罚听证程序的文书主要有行政处罚听证通知书、听证笔录、听证意见书等3种。

(一)行政处罚听证通知书

行政处罚听证通知书,是经有权要求举行听证的当事人提出,卫生计生行政部门决定举行听证时向当事人发出的书面通知,是卫生计生行政部门在收到当事人所提出的听证申请后,将举行听证的时间、地点、方式等事项告知当事人而制作的执法文书。卫生计生行政部门应当在举行听证的7日前,将听证通知书送达当事人。制作行政处罚听证通知书的基本要求如下。

1. 首部 应当写明文书名称、编号和当事人名称。

2. 正文 应当写明举行听证的具体时间、地点、听证方式、听证主持人和听证组成人员、当事人申请回避的权利、需要提前准备的事项、听证机关的联系方式等;同时告知当事人可以亲自参加听证,也可以委托1~2人代理参加,并告知当事人不出席视为放弃听证。

3. 尾部 应当由卫生计生行政部门署名、盖章,当事人签名并注明时间。

(二)听证笔录

听证笔录,是对听证过程和内容的记录。当事人委托代理人的,应当写明代理人的姓名、性别、职务、现在工作单位等。委托代理人应当出具当事人的委托书。笔录应当写明案件承办人、听证员、听证主持人、书记员、听证方式、听证地点、听证时间、案由等内容。记录应当写明案件承办人提出的事实、证据和行政处罚建议,当事人陈述、申辩等内容。所有参加听证的人员都应当在每页笔录上签名并注明日期。

(三)听证意见书

听证意见书,是听证结束后,听证人员就听证情况及对该案件的事实、证据、法律适用、裁量等进行全面复核后,就听证情况及听证人员对该案件的意见,以书面形式向负责人或者有关部门所做的正式报告。对当事人和案件承办人的陈述应当抓住要点,归纳概括。听证人员意见是评议后对案件认定的违法事实是否清楚,证据是否确凿和适用法律是否正确、处罚裁量是否合理等提出的意见。卫生计生行政部门的负责人或者经授权的有关主管科(处、室)负责人应当对听证意见书提出具体批示。

六、卫生计生行政处罚决定文书

卫生计生行政处罚决定文书,是卫生计生行政部门对事实清楚、证据确凿的卫生违法案件,根据情节轻重依法作出行政处罚决定时制作和使用的卫生计生行政执法文书。根据《行政处罚法》和《卫生行政执法文书规范》的规定,用于卫生计生行政处罚决定的文书有一般程序和听证程序的行政处罚决定书和适用于简易程序的当场行政处罚决定书两种。

(一)行政处罚决定书

行政处罚决定书,是卫生计生行政部门是对事实清楚、证据确凿的卫生违法案件,根据情节轻重依法作出行政处罚决定的文书。行政处罚决定书适用于一般程序和听证程序作出行政处罚决定时制作和使用,送达后即发生法律效力,具有强制性。制作行政处罚决定书的基本要求如下:

1. 首部　应当写明文书名称、文号。被处罚人是单位的,填写单位全称,以及法定代表人(负责人)、卫生许可证件或者营业执照号码等内容;被处罚人是个人的,填写姓名,并注明身份证号。同时,还应当写明被处罚人的地(住)址。

2. 正文　正文是行政处罚决定书的核心内容。应当写明已经查实的违法事实、证明违法事实存在的相关证据、违法行为违反的法律条款、给予行政处罚的法律依据、行政处罚决定的具体内容等。

3. 尾部　应当将有关告知事项交代清楚,如罚款缴往单位和缴纳期限,复议和诉讼的途径、方法和期限等。

(二)当场行政处罚决定书

当场行政处罚决定书,是卫生计生行政部门对案情简单、违法事实清楚、证据确凿的违法案件,依法当场作出行政处罚决定时制作和使用的卫生计生行政执法文书。当场行政处罚决定书只适用于给予警告和对法人给予1000元以下、对公民给予50元以下罚款的行政处罚决定的行政处罚。当场行政处罚决定书一般由卫生计生行政部门制作统一格式、注有编码文书式样,并由卫生计生行政部门预先加盖公章。实施现场行政处罚时由监督员当场填写,交给被处罚人。当场行政处罚决定书的制作要求与一般程序行政处罚决定书的要求基本相同。

七、送达和结案阶段文书

执行和结案阶段文书,是卫生计生行政部门在行政处罚决定送达当事人,并对处罚案件结案归档时制作和使用的卫生计生行政执法文书。根据《行政处罚法》和《卫生行政执法文书规范》的规定,执行和结案阶段的文书有送达回执和结案报告。其中送达回执可以在行政执法各阶段送达卫生计生行政执法文书时使用。

（一）送达回执

送达回执，是卫生计生行政部门将卫生计生行政执法文书送交有关当事人，证明受送达人已收到有关卫生计生行政执法文书的凭证。因此送达回执在卫生计生行政执法中是一种非常重要的证据资料，其使用范围并不局限于行政处罚决定书的送达。送达回执包括直接送达、邮寄送达、留置送达等方式。送达回执应当写明受送达人、送达机关、送达文件名称及文号、送达地点等内容。在直接送达时当事人拒绝签收而采用留置送达方式的，应当在备注栏说明有关情况，并记录留置送达的过程。

（二）结案报告

结案报告，是对立案调查的案件，在行政处罚决定履行或者执行后，或者不作行政处罚的案件，报请负责人批准结案的文书。结案报告应当填写当事人、立案日期、案由等，给予行政处罚的应当写明行政处罚决定书文号、执行方式、执行日期、执行结果（如未执行或者未完全执行的需说明原因）等内容，不予行政处罚的应当写明理由。

八、其他行政处罚相关文书

案件移送书，是卫生计生行政部门受理、调查案件后，发现案件不属于自己主管或管辖的范围，依法将案件移送给有关单位或部门处理时制作和使用的卫生计生行政执法文书。案件移送书是行政机关之间相互移送行政处罚案件的文字记录。制作案件移送书的基本要求如下：

1.首部　应当写明文书的具体名称、文书编号、被移送机关的全称。

2.正文　应当写明移送机关原受理移送案件的具体时间、案由和移送的原因、移送的法律依据等内容，并应当写明随案移送的材料目录。

3.尾部　应当签署移送机关全称，并加盖公章，注明移送时间。

第六节　其他种类的执法文书

其他种类的卫生计生行政执法文书主要涉及内部管理监督类和通用类两类文书。

一、内部管理监督类文书

（一）卫生行政执法事项审批表

卫生行政执法事项审批表，是在作出证据先行登记保存、行政强制、行政处罚等行政决定前，由卫生计生行政部门负责人对拟作出的行政决定意见进行审查,并签署审批意见的文书。也适用于因情况紧急需要当场实施行政强制措施,事后补办批准手续的情形。审批表应当写明当事人、案由、申请审批事项、承办人处理意见、审核意见及部门负责人审批意见等。申请行政处罚审批时,申请审批事项中应当写明主要违法事实、证据、处罚理由及依据。申请证据先行登记保存、行政强制审批时,申请审批事项中应当写明原因及依据。

（二）卫生行政执法建议书

卫生行政执法建议书,是卫生计生行政部门为促进依法履职、规范执法,在日常监督检查和稽查过程中,结合执法办案,建议下级卫生计生行政部门及其卫生监督机构完善制度和工作机制,加强内部管理,改进工作、消除隐患,促进执法监管水平提高时发出的文书。卫生行政执法建议书应当写明提出建议的起因,在日常监督检查和案件调查处理过程中发现的需要重视和解决的问题,对问题产生原因的分析,并依据法律法规及有关规定提出的具体建议、意见,以及其他需要说明的事项。

二、通用类文书

（一）公告

公告,是指卫生计生行政部门为制止违法行为或者防止危害后果扩大,对当事人的违法行为依法采取执法行为并需要公众知晓或者配合时使用的文书。一般情况下,卫生计生行政部门在打击非法行医、对重大违法行为进行查处的同时,可以通过一定的方式对公众进行广而告之,确保公众的知晓权和参与权,以便于更好地打击违法行为。公告应当写明违法当事人的姓名或者名称、地点、违法事实、违反的法律条款、处理依据及时间。公告的纸张规格大小可以根据实际需要确定。

（二）物品清单

物品清单,是作出查封、扣押、没收物品等行政决定时,附于查封、扣押决定书,行政处罚决定书等文书后,用于登记相关物品所使用的文书。该文书的使用,主要是针对查封或者没收的物品较多,无法在相关文书正文中予以记载而配套使用的文书。物品清单应当注明被附文书的名称及文号,并写明物品名称、数量、生产或进口代理单位、生产日期及批号等内容,由当事人、案件承办人签名。

（三）续页

续页,是接在各类卫生计生行政执法文书后面完成相关记录内容时所使用的文书。对于现场笔录、询问笔录等无法在一页中完成内容记载的文书,均可以使用续页来进行记载。使用续页时应当写明所接执法文书的名称,有相关人员签字并注明页码、日期。

第八章

卫生标准与卫生计生监督

第一节 概　述

一、标准概念

我国《标准化工作指南　第1部分：标准化和相关活动的通用术语》(GB/T 20000.1—2014)对标准的定义为：通过标准化活动，按照规定的程序经协商一致制定，为各种活动或其结果提供规则、指南或特性，供共同使用和重复使用的文件。对标准化的定义为：为了在既定范围内获得最佳秩序，促进共同效益，对现实问题或潜在问题确立共同使用和重复使用的条款以及编制、发布和应用文件的活动。

根据《中华人民共和国标准化法》的规定，我国标准分为：国家标准、行业标准、地方标准和团体标准、企业标准。标准体系是一定范围内的标准按其内在联系形成的科学有机整体。一个国家(或一个部门、一个企业)的所有标准，都存在着客观的内在联系，相互依存、相互衔接、相互补充、相互制约，构成一个有机整体。卫生标准是标准的重要组成部分，是国家标准化工作的重要内容。

二、卫生标准的概念

《卫生标准管理办法》(国卫法制发〔2014〕43号)将卫生标准定义为：卫生标准是指为实施国家卫生计生法律法规和政策，保护人体健康，在研究与实践的基础上，对职责范围内涉及人体健康和医疗卫生服务等事项制定的各类技术规定。

卫生标准工作包括：①编制中长期卫生标准规划和年度计划；②卫生标准制定、修订；③卫生标准解释；④卫生标准宣贯；⑤卫生标准实施；⑥卫生标准复审；⑦其他相关工作。

三、卫生标准的内容

卫生标准包括下列内容：①职业卫生、放射卫生有关的卫生技术要求；②环境卫生、营养、学校（包括学龄前园所）卫生及相关的卫生技术要求；③生活饮用水卫生及相关的卫生技术要求；④传染病、慢性非传染性疾病及其他与疾病预防控制有关的卫生技术要求；⑤与医疗卫生服务、医疗机构管理及采供血有关的技术要求；⑥卫生计生信息技术要求；⑦与卫生技术要求相配套的检测检验方法和评价方法；⑧其他与保护公众身体健康和生命安全相关的卫生技术要求。

四、卫生标准的分类

卫生标准按适用范围可分为国家标准（含国家职业卫生标准）、行业标准和地方标准。对需要在全国范围内统一的卫生技术要求，应当制定国家标准；对需要在全国卫生行业范围内统一的技术要求，可以制定行业标准；对没有国家标准和行业标准而又需要在省、自治区、直辖市范围内统一的卫生技术要求，可以制定地方标准。

卫生标准按实施性质可分为强制性标准和推荐性标准。保障公众健康、安全的标准和法律、行政法规规定强制执行的标准为强制性标准，其他标准为推荐性标准。

五、卫生标准专业委员会

国家卫生标准委员会下设若干标准专业委员会（以下简称专业委员会），包括：信息标准专业委员会，传染病标准专业委员会，寄生虫病标准专业委员会，地方病标准专业委员会，营养标准专业委员会，病媒生物控制标准专业委员会，职业卫生标准专业委员会，放射卫生标准专业委员会，环境卫生标准专业委员会，学校卫生标准专业委员会，医疗机构管理标准专业委员会，医疗服务标准专业委员会，医院感染控制标准专业委员会，护理标准专业委员会，临床检验标准专业委员会，血液标准专业委员会，消毒标准专业委员会等17个专业标委会。

六、地方卫生标准工作

按照《地方卫生标准工作管理规范》（卫政法发〔2011〕93号）的规定，地方卫生标准工作包括：①根据职责，组织制（修）订地方卫生标准；②对卫生部制定、发布的卫生标准，组织学习、宣传、培训以及贯彻落实；③督导承担卫生部卫生标准制（修）订任务的单位，按照要求拟订和上报卫生标准草案；④对卫生标准草案组织研究讨论,提出修改意见;⑤组织开展卫生标准实施情况的效果评价;⑥对卫生标准工作提出意见和建议;⑦其他地方卫生标准工作。

第二节　卫生标准的宣贯及追踪评估

标准的实施是整个标准化活动中的关键环节,只有在实施中贯彻才能产生作用和效益,才能真正衡量、评价标准的质量和水平,才能发现和积累标准中存在的问题,提出改进的意见。

一、卫生标准的宣贯与实施

卫生标准的宣传培训应当与法制宣传教育相结合,与卫生计生法律、法规和规章的实施相结合。

卫生标准的宣传培训应当注重创新和丰富形式,重在实效。

(一)国家卫生计生行政部门

国家卫生计生部门负责卫生标准的宣传贯彻与实施。各业务司局在各自职责范围内承担卫生标准的贯彻执行工作,将卫生标准作为指导、评审、监管等工作的重要技术依据。国家卫生计生部门网站提供卫生标准文本,可以免费下载。

(二)地方卫生计生行政部门

县级以上地方人民政府卫生计生行政部门负责组织辖区内卫生标准的宣传贯彻与实施。

县级以上地方卫生计生行政部门应当建立卫生标准宣传培训制度。

县级以上地方卫生计生行政部门应当根据卫生计生监督、公共卫生、医疗服务和卫生管理等工作的需要,制定卫生标准宣传培训计划,保障经费投入并组织实施。

地方卫生计生行政部门开展卫生标准宣传培训应当突出重点,根据不同对象提出卫生标准宣传培训要求,重点做好卫生计生监督机构、疾病预防控制机构和医疗机构的宣传培训。

对国家卫生计生部门下达的有关具体卫生标准宣传活动及相关工作要求,地方卫生计生行政部门应当及时组织落实,并根据地方特点组织开展相关活动。

(三)医疗卫生机构

医疗卫生机构应当结合业务确定本单位卫生标准宣传培训的内容,对本单位工作人员进行相关卫生标准的宣传培训。

对国家卫生计生部门新发布的卫生标准，医疗卫生单位原则上应当在相关卫生标准实施前组织本单位工作人员学习和培训。

(四)地方监督和疾控机构

卫生计生监督机构、疾病预防控制机构应当依据职责对管理相对人和服务对象开展卫生标准的宣传培训。

二、卫生标准实施评估

(一)分工与职责

国家卫生计生部门建立卫生标准实施评估机制，省级卫生计生行政部门及相关单位对卫生标准实施情况进行评价。省级卫生计生行政部门应当建立卫生标准实施成效评估制度，对卫生标准实施情况进行综合分析。

任何公民、法人和其他组织均可以对标准实施过程中存在的问题提出意见和建议。

卫生标准实施后，专业委员会应当根据科学技术的发展和社会的需要适时进行复审，提出继续有效、修订或废止的建议。复审周期一般不超过5年。

卫生计生行政部门和医疗卫生机构应当将卫生标准相关工作经费纳入本部门和本单位预算。

(二)评估内容

卫生标准实施评估的主要内容包括：①卫生标准学习、宣传和培训情况；②卫生标准实施进展情况；③卫生标准实施中存在的问题；④卫生标准相关意见和建议。

(三)追踪与整改

省级卫生计生行政部门对发现的卫生标准实施问题，应当采取措施进行整改，确保卫生标准贯彻实施；对评估发现的卫生标准本身存在的问题，应当立即报告国家卫生计生部门相关业务司局。

国家卫生计生部门相关业务司局接到省级卫生计生行政部门报告后，应当及时组织卫生标准专业委员会及有关专家研究，对确需立即修订相关卫生标准的，应当立即组织修订。

省级卫生计生监督机构、疾病预防控制机构和经省级卫生计生行政部门指定协助开展地方卫生标准工作的机构，应当结合本地区工作重点和实际情况，按照有关规定进行重点评估。

对重点评估的卫生标准，应当确定部分地区或者机构实行全程监测和跟踪。

开展重点评估的机构应当及时将评估情况向省级卫生计生行政部门报告，省级卫生计生行政部门应当及时向国家卫生计生部门报告。

三、标准工作的监督检查

省级卫生计生行政部门应当组织开展对卫生标准实施情况的监督检查，并将卫生标准的实施纳入对医疗机构医疗质量的监督评价中。

各级卫生计生行政部门可以在医疗卫生机构建立卫生标准工作联络员网络，及时传达卫生标准发布信息，了解卫生标准学习、宣传、培训和具体实施情况，反馈卫生标准工作意见和建议。

卫生计生行政部门应当将卫生标准宣传培训、贯彻实施和信息反馈工作纳入医疗卫生机构绩效考核内容。

医疗卫生机构有下列情形之一的，卫生计生行政部门应当责令其改正；仍不改正的，予以通报批评：

1. 对业务工作范围内新发布卫生标准没有组织学习或者培训的；
2. 对卫生标准实施工作不布置、不检查、不落实的；
3. 对卫生标准实施中存在的问题不主动纠正的。

第三节　卫生标准在卫生计生监督中的应用

卫生标准是卫生计生行政管理的科学依据和技术条件，强制性卫生标准作为卫生计生法律体系的重要组成部分，与各项法律法规相配套成为卫生计生监督检查、行政处罚、行政强制、行政复议乃至行政诉讼等各项活动的法定依据。卫生标准提供了卫生计生监督的管理目标和管理目的，为卫生计生监督提供了评价依据。涉及卫生标准的相关法律法规规定主要有以下几方面：

一、传染病防治监督方面

1. 《传染病防治法》规定，①饮用水供水单位供应的饮用水不符合国家卫生标准和卫生规范；涉及饮用水卫生安全的产品不符合国家卫生标准和卫生规范；用于传染病防治的消毒产品不符合国家卫生标准和卫生规范，导致或者可能导致传染病传播、流行的，由县级以上地方人民政府卫生计生行政部门进行处理；②疾病预防控制机构、医疗机构和从事病原微生物实验室的单位，不符合国家规定的条件和技术标准，对传染病病原体样本未按照规定进行严格管理，造成实验室感染和病原微生物扩散的，由县级以上地方人民政府卫生计生行政部门进行处理。

2. 《疫苗流通和预防接种管理条例》（国务院令434号，2016年4月23日修订）规定，疾病预防控制机构、接种单位未按照规定对包装无法识别、超过有效期、脱离冷链、经检验不符合标准、来源不明的疫苗进行登记、报告,或者未依照规定记录销毁情况的,由县级以上地方人民政府卫生主管部门进行处理。

3.《病原微生物实验室生物安全管理条例》(国务院令第 424 号,2016 年 2 月 6 日国务院令 666 号修改、2018 年 3 月 19 日国务院令第 698 号修改)规定,①实验室工作人员未遵守实验室生物安全技术规范和操作规程的,由县级以上地方人民政府卫生主管部门处理;②认可机构对不符合实验室生物安全国家标准以及《病原微生物实验室生物安全管理条例》规定条件的实验室给予认可,或者对符合实验室生物安全国家标准以及《病原微生物实验室生物安全管理条例》规定条件的实验室不予认可的,由国务院认证认可监督管理部门进行处理。

4.《医疗废物管理条例》(国务院令 380 号,2011 年 1 月 8 日国务院令第 588 号修订)规定,医疗卫生机构将未达到国家规定标准的污水、传染病患者或者疑似传染病患者的排泄物排入城市排水管网的,由县级以上地方人民政府建设行政部门进行处理。

5.《医疗卫生机构医疗废物管理办法》(卫生部令第 36 号)规定,医疗卫生机构的医疗废物暂时贮存地点、设施或者设备不符合卫生要求;将未达到国家规定标准的污水、传染病患者或者疑似传染病患者的排泄物排入污水处理系统,由县级以上地方人民政府卫生计生行政部门进行处理。

6.《医疗废物管理行政处罚办法》(卫生部、国家环境保护总局令第 21 号,环境保护部令第 16 号修改)规定,①医疗卫生机构未使用符合标准的运送工具运送医疗废物的,由县级以上地方人民政府卫生主管部门进行处理;②未使用符合标准的专用车辆运送医疗废物的,由县级以上地方人民政府环境保护行政主管部门进行处理。

7.《医院感染管理办法》(卫生部令第 48 号)规定,医疗机构违反对医疗器械、器具的消毒工作技术规范;违反无菌操作技术规范和隔离技术规范的,由县级以上地方人民政府卫生计生行政部门进行处理。

二、公共场所卫生监督方面

1.《公共场所卫生管理条例》(国务院以国发〔1987〕24 号文发布,2016 年 2 月 6 日国务院令 666 号修改)规定,公共场所卫生质量不符合国家卫生标准和要求而继续营业的,卫生防疫机构可以进行处理。

2.《公共场所卫生管理条例实施细则》(卫生部令第 80 号,2016 年 1 月 19 日国家卫计委令第 8 号修改,2017 年 12 月 26 日国家卫计委令第 18 号修改)规定,公共场所经营者未按照规定对公共场所的空气、微小气候、水质、采光、照明、噪声、顾客用品用具等进行卫生检测；未按照规定对顾客用品用具进行清洗、消毒、保洁，或者重复使用一次性用品用具，造成公共场所卫生质量不符合卫生标准和要求的，由县级以上地方人民政府卫生计生行政部门进行处理。

三、生活饮用水卫生监督方面

《生活饮用水卫生监督管理办法》（建设部、卫生部令第 53 号，2016 年 4 月 17 日住房城乡建设部、国家卫计委令第 31 号修订）规定，供水单位供应的饮用水不符合国家规定的生活饮用水卫生标准的，由县级以上地方人民政府卫生计生主管部门进行处理。

四、消毒卫生监督方面

《消毒管理办法》（卫生部令第 27 号，2016 年 1 月 19 日国家卫计委令第 8 号修改，2017 年 12 月 26 日国家卫计委令第 18 号修改）规定，①禁止生产和经营产品卫生安全评价不合格或产品卫生质量不符合要求的消毒产品；②消毒服务机构应当具备符合国家有关规范、标准和规定的消毒与灭菌设备；其消毒与灭菌工艺流程和工作环境必须符合卫生要求；③消毒服务机构消毒后的物品未达到卫生标准和要求的，由县级以上卫生计生行政部门进行处理。

五、学校卫生监督方面

《学校卫生工作条例》（国家教育委员会令第 10 号、卫生部令第 1 号）规定，学校应当为学生提供充足的符合卫生标准的饮用水；供学生使用的文具、娱乐器具、保健用品，不符合国家有关卫生标准的，由卫生计生行政部门、也可以会同工商行政部门进行处理。

六、职业和放射卫生监督方面

（一）《放射诊疗管理规定》

《放射诊疗管理规定》（卫生部令第 46 号，2016 年 1 月 19 日国家卫计委令第 8 号修改）规定，①职业病危害放射防护预评价报告经卫生计生行政部门审核符合国家相关卫生标准和要求的，方可施工；②放射诊疗设备及其相关设备的技术指标和安全、防护性能，应当符合有关标准与要求；医疗机构应当定期对放射诊疗工作场所、放射性核素储存场所和防护设施进行放射防护检测，保证辐射水平符合规定或者标准；医疗机构应当按照有关规定和标准，对放射工作人员进行上岗前、在岗期间和离岗时的健康检查；违反以上规定的，由县级以上卫生计生行政部门进行处理。

（二）《职业健康检查管理办法》

《职业健康检查管理办法》（卫生部令第 23 号，2015 年 3 月 26 日国家卫计委令第 5 号令修改）规定，职业健康检查的项目、周期按照《职业健康监护技术规范》（GBZ 188）执行，放射工作人员职业健康检查按照《放射工作人员职业健康监护技术规范》（GBZ 235）等规定执行。违反《职业健康检查管理办法》规定的，由县级以上卫生计生行政部门进行处理。

七、血站及用血卫生监督方面

（一）《中华人民共和国献血法》

《中华人民共和国献血法》（主席令第 93 号）规定，临床用血的包装、储存、运输，不符合国家规定的卫生标准和要求的；血站违反规定，向医疗机构提供不符合国家规定标准的血液的；医疗机构的医务人员违反规定，将不符合国家规定标准的血液用于患者的，由县级以上地方人民政府卫生计生行政部门进行处理。

（二）《血液制品管理条例》

《血液制品管理条例》（国务院令第 208 号，2016 年 2 月 6 日国务院令 666 号修改）规定，①单采血浆站违反国务院卫生计生行政部门制定的血浆采集技术操作标准和程序，过频过量采集血浆；未按照国家规定的卫生标准和要求包装、储存、运输原料血浆的，由县级以上地方人民政府卫生计生行政部门进行处理；②血液制品生产经营单位生产、包装、储存、运输、经营血液制品不符合国家规定的卫生标准和要求的，由省、自治区、直辖市人民政府卫生计生行政部门进行处理。

（三）《血站管理办法》

《血站管理办法》（卫生部令 44 号，2016 年 1 月 19 日国家卫计委令第 8 号修订，2017 年 12 月 26 日国家卫计委令第 18 号修订）规定，血站违反输血技术操作规程、有关质量规范和标准的；脐带血造血干细胞库等特殊血站违反有关技术规范的；临床用血的包装、储存、运输，不符合国家规定的卫生标准和要求的；血站违反规定，向医疗机构提供不符合国家规定标准的血液的，由县级以上人民政府卫生计生行政部门进行处理。

（四）《医疗机构临床用血管理办法》

《医疗机构临床用血管理办法》（卫生部令第 85 号）规定，医疗机构的医务人员违反规定，将不符合国家规定标准的血液用于患者的，由县级以上地方人民政府卫生计生行政部门进行处理。

第九章

卫生计生监督采样与现场快速检测

第一节　卫生计生监督采样

一、卫生计生监督采样的概念

卫生计生监督采样是指监督员在工作现场，依据法律法规要求，按照科学性、代表性、客观性的要求，随机采集有关产品或样品，送有资质、有能力的第三方进行检测的活动。

二、卫生计生监督采样的特点

相比现场快速检测，卫生计生监督采样送检具有以下特点：

1. 实验室检测项目齐全　相对现场快速检测项目的局限性，由于实验室检测技术的快速发展，监督员可以采集样品在实验室进行全面检测，全面掌握和了解卫生状况。

2. 结果稳定可靠　实验室检测虽然也必须进行质量控制，但相对现场检测，不确定因素的干扰相对较少，而且实验室检测自动化程度较高，避免了人为因素的干扰。

但同时，采样送实验室检测也有一些缺点：①检测费用相对较高，若没有充足的经费支持，采样工作很难开展，采样的数量也难以保证；②检测周期较长，从样品采集到检测报告出具，一般要 1~2 个月左右的时间，现场已发生变化，检测结果或无指导意义。

三、卫生计生监督采样的工作形式

卫生计生监督机构在开展采样送检前首先要确定实验室检测的第三方，应对第三方检测资质、检测能力进行确认，然后再开展采样检测工作。卫生计生监督机构采样送检主要针对产品样品采样和非产品样品采样。对于产品样品采样,监督员应根据采样的产品,随机采取一定数量产品送第三方进行检验。对于非产品样品采样,目前主要有二种采样送检的形式,一是第三方在采样前提供采样检测的各类耗材、用品和器材,监督员承担现场采样和送检工作;二是第三方在采样前准备采样检测的各类耗材、用品和器材,并与监督员共同赶赴现场,由第三方工作人员负责进行采样和送检,监督员负责文书笔录等工作。卫生计生监督采样送检项目参照各专业教材。

第二节　卫生计生监督快速检测

一、卫生计生监督现场快速检测的概念

卫生计生监督现场快速检测是指在工作现场,监督员通过物理、化学、生物学等检测方法,对场所、设施、消毒产品、医务人员等进行卫生学监测,并在较短时间内获得检测数据和结果的检测活动。

二、现场快速检测的特点

现场快速检测和实验室检测在本质上都属于检验或检测范畴。现场快速检测方法的原理也与实验室检测方法一样,都是将物理特性、化学反应、生物原理等应用于检测中。现场快速检测之所以在卫生计生监督体系建设中格外受到重视,原因在于其独特的优势:

(一)快速

现场快速检测技术能使监督员在几十分钟甚至几分钟内得到检测结果,大大缩短了检测周期,特别是在突发事件中,检测结果对确定事件原因和患者救治方案具有重要作用,也是消除公共卫生安全隐患的重要依据。这也是现场快速检测最核心的特性。

(二)便捷

现场快速检测技术能将检查与检测进行有效结合,在卫生计生监督执法的同时及时发现问题,不仅减少了工作环节,降低了行政执法的成本,而且提高了行政执法的效率。

(三)高效

相对于实验室检测,现场快速检测在设计过程中大大简化了前期准备、样品处理和实验操作等关键步骤。使用方无需投入大量人力、财力、物力进行实验室建设、设备购置和人员培训,且耗材价格也较为低廉,从而大大降低了检测成本。

现场快速检测虽然有上述特点,在实践过程中同时要注意以下两个问题:

(1)干扰因素多:由于采用的是无固定实验室模式,因而也将受到更多的不确定因素的干扰,包括环境条件、检测方法、仪器操作、设备状态等。如不能及时识别并排除这些不确定因素,检测结果的准确性将会受到较大影响,严重时甚至会产生假阳性等偏离现象。

(2)标准化程度低:现场快速检测的卫生学指标除部分属于现场检测专门指标外,大多数卫生学指标都是应用实验室仪器检测获得的结果,其是否适合现场快速检测使用,检测数据是否与实际情况相符,检测结果是否可以直接作为判别依据,还需要对设备原理和检测方法的科学性、可靠性、重复性等作进一步的比较和验证。

三、现场快速检测的分类

(一)根据检测要求分类

随着以传感器技术为代表的现代信息技术的迅猛发展,以及其与物理学、化学、微生物学等传统学科的有机结合,现场快速检测技术将不再只停留于定性和限量检测上,有些指标和方法可以达到半定量甚至定量的检测效果。现场快速检测根据检测要求可以分为定性检测、限制检测、半定量检测和定量检测4种。通常根据检查对象和要求选择采用哪种检测方法。

1.定性检测　能够快速得出被检样品是否含有有毒有害物质,结果表述形式为阴性或阳性。

2.半定量检测　与定性检测相比,其检测结果是一个大约数值,结果表述形式为合格、不合格或具体数值。对一些分析准确度要求不高,但要求简便快速且有一数量级的检测对象,以及在定性分析中,除需要给出存在哪些元素外,还需要指出其大致含量,可采用半定量检测,如利用ATP荧光仪对样品洁净度进行检测。

3.定量检测　部分现场快速检测方法本身就属于定量检测的范畴,如温度、湿度、紫外线辐照强度、电导率等物理指标的检测,结果表述形式为具体数值。定量检测则可广泛用于日常卫生计生监督检查。

(二)根据检测原理分类

目前应用较广泛的现场快速检测原理有7类,主要包括:

1.物理法　物理法是目前应用最为成熟的现场快速检测方法,绝大部分卫生学指标可以直接用于定量检测,如温湿度、噪声、风速、场强等。

2.电化学法　电化学法主要用于各类有毒有害气体的检测,是目前测毒类现场快速检测使用最广泛的一种技术。电化学法的核心是定电位电解式气体传感器,其工作原理为:在一个塑料制成的筒状池体内,安装工作电极、对电极和参比电极,在电极之间充满电解液,由多孔四氟乙烯做成的隔膜,在顶部封装。前置放大器与传感器电极的连接,在电极之间施加了一定的电位,使传感器处于工作状态。气体与的电解质内的工作电极发生氧化或还原反应,在对电极发生还原或氧化反应,电极的平衡电位发生变化,变化值与气体浓度成正比。国外在定电位电解式传感器方面的技术较为领先,因此此类传感器大都依赖进口。

3. 分光光度法　分光光度法,又称吸收光谱法,是通过测定被测物质在特定波长处或一定波长范围内对光的吸收度,对该物质进行定性和定量分析的方法。在分光光度计中,将不同波长的光连续地照射到一定浓度的样品溶液时,可得到与不同波长相对应吸收强度,绘出该物质的吸收光谱曲线。用紫外光源测定无色物质的方法,称为紫外分光光度法;用可见光光源测定有色物质的方法,称为可见光分光光度法。分光光度法的应用光区包括紫外光区(200~400nm),可见光区(400~760nm),红外光区(2.5~25μm)。

4. 化学比色法　化学比色分析法与一般的仪器分析方法相比,具有价格低,操作相对简便,结果显示直观,一次性使用,不需检修维护,灵敏度和特异性较好等优点。目前常用的化学比色法包括各种检测试剂和试纸,两者都是利用迅速产生明显颜色的化学反应检测待测物质,可通过与标准比色卡比较进行目视定性或半定量分析。随着检测仪器的不断发展,与其相配套的微型检测仪器也相应出现。与试剂检测方法相配套的微型光电比色计目前已发展得比较成熟,试纸联用的光反射仪的出现使试纸法由原来只能进行定性、半定量分析发展为可根据需要直接进行定量检测。

5. 生物学发光检测法　生物学发光检测法利用细菌细胞裂解时会释放出三磷酸腺苷(ATP),使用荧光素和荧光素酶可使之释放出能量产生磷光,光的强度就代表ATP的量,从而推断出菌落总数。

6. 生物传感器法　生物传感器是将生物感应元件的专一性与能够产生和待测物浓度成比例的信号传导器结合起来的一种分析装置。与传统的化学传感器和离线分析技术相比,生物传感器有着许多不可比拟的优势,如高选择性、高灵敏度、较好的稳定性、低成本、可微型化、便于携带、可以现场检测等,它作为一种新的检测手段正迅猛发展。根据生物识别元件和生物功能膜的不同,生物传感器可分为酶传感器、免疫传感器、微生物传感器、组织传感器、细胞器传感器、类脂质膜传感器、DNA杂交传感器等。虽然在现场快速检测领域,生物传感器检测技术与其他检测方法相比还未得到普遍应用,但近年来生物传感器的研制越来越趋向于无创伤、微型化、集成化以及智能化,随着检测仪器和检测方法的不断成熟,生物传感技术在卫生计生监督现场快速检测领域将有更广阔的应用前景。

四、仪器选择原则

现场快速检测仪器多种多样，针对不同的监督目的，选择检测仪器的要求也会有所不同，应当根据监督目的来判断可能需要检测的项目，从而选择相应的检测仪器。选择仪器的前提是必须符合国家相关检测评价标准及技术规范。仪器选择的原则主要包括：

1. 应根据检测目的、对象、被测指标、检测方法等要素对仪器进行综合评价，包括仪器的量程、线性、抗干扰能力、温湿度影响、灵敏度、精密度和准确度、贮存条件等各个方面。

2. 确保选择的现场快速检测仪器能应用于被测环境，使用的检测方法符合相应标准要求，必要时可以通过对比和现场验证，对仪器是否适合现场快速检测使用进行考察。

3. 优先选择体积小、重量轻、操作简便、直观快捷、符合人体工效学的仪器设备，以便于现场检测人员的操作和使用，同时确保在突发事件应急处置等情况下的快速应用。

4. 选择的快速检测仪器应易于维护，有对应强检标准，能满足定期校准和期间核查要求。

5. 优先选择软件操作简便、智能化程度高（包括自动计算、换算及分析等）、提供参数多、可外接数据存储和输出设备、有多种电源配置的仪器。

6. 对于一些检测人员不宜直接接触的检测对象，应当配备如三脚架、延长杆等辅助装置。

现场快速检测主要指标参照各专业教材。

第三节　卫生计生监督采样与现场快速检测基本管理要求

一、卫生计生监督采样与现场快速检测基本程序

卫生计生监督采样和现场快速检测一般应按照设计采样和现场检测方案、做好采样和现场检测准备、开展监督采样和现场检测、处理采样和现场检测结果等步骤进行。

（一）设计卫生计生监督采样和现场快速检测方案

每次采样和现场检测前，卫生计生监督机构应进一步明确采样和现场检测的目的和目标，是日常性监督需要还是专项监督需要，并根据监督采样和现场检测目标细化采样和现场检测方案。方案一般应包括本次采样和现场检

测对象、采样和现场检测指标、采样和现场检测频次、所需采样和现场检测仪器和耗材等内容,以提升采样和现场检测的效果和效能。

(二)做好卫生计生监督采样和现场快速检测准备

监督采样和现场检测工作开始前,相关人员应进行有针对性的培训和模拟操作,掌握本次采样和现场检测技能和一些注意事项,并准备好采样仪器、试管、耗材、注射器和采样瓶等物品或要求有资质第三方检测机构做好采样和现场检测准备工作,并在采样前进行进一步确认。

(三)开展卫生计生监督采样和现场快速检测

监督采样和现场检测开始时,相关人员应严格依据国家卫生标准或规范要求进行现场检测或采集样品,注意个人防护以及保护样品不受污染。相关人员开展监督采样和现场检测可采取现场检测和采集样品送有资质、满足能力要求的第三方进行检测两种形式。第一种形式是在工作现场,相关人员通过物理、化学、生物学等检测方法,对场所、设施、消毒产品、医务人员等进行卫生学采样和现场检测,并在较短时间内获得采样和现场检测数据和结果的采样和现场检测活动;第二种是在工作现场,依据国家卫生标准和规范要求,采集有关样品,送有资质、满足能力要求的第三方对样品进行检测和出具检测报告。

(四)检测结果处理与应用

对现场检测初筛发现不符合卫生标准和规范要求时,应对不合格原因进行初步分析,并要进一步现场检测或采集有关样品送有资质第三方对卫生状况是否符合要求进行确认。

现场检测初筛不合格或实验室采样和现场检测结果不合格的,卫生计生监督机构应及时告知被监督单位。被监督单位涉嫌违反相关法律法规的,卫生计生监督机构应依法依规进一步处理。被监督单位获知采样和现场检测结果不合格时,应立即组织进行原因分析,制定整改方案,采取相关措施予以改进,并尽快进行复测,直至采样和现场检测合格为止;整改方案及复测结果及时告知卫生计生监督机构。

二、卫生计生监督采样和现场检测工作基本要求

(一)人员能力要求

监督采样和现场检测的相关人员应具备相应的技术能力,掌握样品采集、现场布点、数据处理、采样或现场检测技术、样品保存与运输等知识或技能。新开展采样和现场检测工作人员的应当经过相应的技术培训或考核,具有相应的岗位能力后方可上岗操作。对新开展监督采样和现场检测的相关人员培训内容应至少包括相关的法律法规、检测标准或规范、检测基本理论与基本

操作、模拟技术操作、个人安全防护及环境保护要求、质量控制要求等。对专项采样和现场检测工作，应针对本次采样和现场检测工作开展相关培训工作。对日常采样和现场检测工作，应对相关人员不定期开展常规培训以及新标准、新方法或新要求的专业技术培训。

（二）现场检测仪器设备要求

现场检测使用的仪器设备应选择合适采样和现场检测工作的量程、精度。仪器设备应经检定或校准、核查合格后方可投入使用。采样和现场检测工作中，如果仪器有过载或处置不当、给出可疑结果，或显示有缺陷或超出检定限度时，应立即停止使用。

（三）采样器材、耗材管理要求

样品采集所需要的酒精灯、采样瓶等器材以及现场检测的耗材应根据物品的性质进行保存，并注意保存的环境条件以及耗材的有效期。在采样和现场检测准备工作时，应进一步检查器材的性能以及耗材的性状、有效期。

（四）采样、检测过程要求

样品现场检测、实验室检测样品采集应根据不同项目、不同指标、不同场所，选择合理的检测和采样时机，并做好工作人员的个人防护，严格按照要求进行操作，防止样品受到污染，影响检测结果。

（五）检测数据记录要求

检测过程信息应在检测中实时记录，不得事后追记誊写。检测记录一般包含检测对象或项目名称、检测任务或样品唯一性编号及状况、检测地点与时间、采样地点和布局图、检测依据与方法、使用仪器设备名称（采样器具）、检测环境条件、检测数据、检测异常情况、检测人员签字及日期、被检测人的签字及日期等。

（六）现场检测数据处理

检测结果应正确使用法定计量单位，有效数字及修约应符合《数值修约规则与极限数值的表示和判定》（GB/T 8170—2008）等有关标准和规范要求。对一些特殊仪器设备需要对检测结果数值进行修正的，应依据检定、校准证书的修正因子予以修正。

（七）废弃物处理

卫生计生监督机构在现场检测和采集样品时产生的废物，应当交由医疗卫生机构等单位依法处理。医疗卫生机构应当依据《医疗废物管理条例》以及环境保护的要求对采样和现场检测时产生的废物及时进行处理。

（八）资料管理要求

对采样和现场检测方案、采样和现场检测原始记录、采样和检测报告、复测结果等资料统一进行整理，保存。保存一般按照年度进行整理归档。

三、卫生计生监督采样与现场快速检测应用范围

（一）日常卫生监督

监督员在日常现场监督中主要采用查看卫生许可证和从业人员健康证、检查工作规章制度和良好操作规范、检查卫生安全设施、查看被监督单位质量控制档案等手段。但是手摸、眼看、嘴尝、鼻闻的监督手段难以发现潜在的安全问题，如室内有毒有害气体、饮用水水质污染、工作场所放射防护等。应用现场快速检测和采样送检可以比较客观地确认现场风险的存在，充分发挥饮水卫生安全放射防护、公共场所卫生等卫生监督检查效能，及时发现安全隐患，进一步提高卫生监督工作的科学性和管理效力。

（二）重大活动卫生保障

随着我国对外开放和国际地位的不断提高，每年在我国举办的国内、国际大型活动越来越多，饮用水安全及空气质量将直接影响活动的成败和一个城市的整体形象。在提供重大活动保障时，通过检测可以及时分析公共卫生危险因素，评估卫生事件发生风险，加强重点环节监督检测，及时掌握保障现场生活饮用水水质和公共场所空气质量等卫生状况，采取及时有效的应对措施，保证其符合国家相应的要求，保障人员的健康安全，确保各项活动的顺利进行。

（三）突发公共卫生事件应急处理

突发公共卫生事件的应急响应迫切需要操作简便快速、定性鉴别与定量检测相结合的技术方法和装备。在水污染及公共场所健康危害事故、传染病疫情等突发公共卫生事件发生后，对可疑样品进行检测和筛查，可以及时发现导致事故的物质和可疑因素，为突发公共卫生事件的控制以及监督员快速查找事故原因、采取积极有效的应对措施提供参考，具有十分重要的意义。

第十章

卫生计生监督信息报告与档案管理

第一节 卫生计生监督信息报告管理

一、卫生计生监督信息报告的目的和意义

卫生计生监督信息报告是卫生计生监督工作的重要内容,是全面掌握卫生计生监督工作情况的有效手段。采用卫生计生监督信息的个案报告方式,利用计算机和互联网等设备设施,使用卫生计生监督信息报告系统和其他相关的业务应用系统,能够真实、准确、及时地采集卫生计生监督工作信息,建立、健全各级卫生计生监督信息数据库,促进卫生计生监督工作的科学化、规范化,提高卫生计生监督工作效率和水平。

卫生计生监督信息报告是卫生计生监督信息工作的重要组成部分,其基本任务是依据《中华人民共和国统计法》和国家有关卫生计生法律、法规、政策的规定和要求,采集卫生计生监督基本工作信息数据,进行统计汇总分析,发布情况通报。卫生计生监督信息报告的根本目的是为做好卫生计生监督执法工作的科学决策提供依据,不断提高卫生计生监督工作水平,为社会公众服务。

概括地说,做好卫生计生监督信息报告工作,其意义主要表现在:

(一)全面真实地反映卫生计生监督工作

多年以来,各级卫生计生行政部门和卫生计生监督机构在开展日常卫生计生监督管理过程中,承担着大量而又繁重的任务,涉及的行业和社会层面广泛。卫生计生监督信息报告收集和汇总卫生计生监督工作的重要信息数据,直观、真实、科学地反映出各级卫生计生监督工作的成效。

(二)为科学合理制定卫生计生监督工作计划提供依据

各级卫生计生行政部门监督计划的制定,特别是每年的专项整治、健康相关产品抽检等重点检查计划的制订,首先要确定卫生计生监督有关领域中

的主要问题,分析造成这些问题的主要原因,提出可供选择的解决问题的方法,确定优先领域、具体目标和实现目标所采取的策略与措施。在计划制定过程中,卫生计生监督信息是重要的参考依据。

(三)为政府制定公共卫生政策提供科学依据

卫生计生监督计划、实施和评价等管理过程的各个环节,都会遇到诸多决策问题,大到改变整个卫生计生监督工作策略,小到某个具体领域工作的妥善安排。决策需有依据,要减少决策的盲目性,提高科学决策水平,卫生计生监督信息是不可缺少的重要保证。

(四)为评价考核卫生计生监督工作提供重要依据

各项卫生计生监督计划实施结束后,需对工作效果进行评估,以总结经验,发现问题,进行下一阶段工作的计划。历年实施计划后的报告数据,如监督户数、处罚户数、处罚情况等,作为评价阶段性卫生计生监督工作效果的客观指标和重要依据,其数据的变化趋势反映了一个地区卫生计生监督工作的数量、质量和效率。

(五)为向社会通报卫生计生监督情况提供信息

卫生计生监督工作涉及面广,与广大群众的工作、学习、生活环境等密切相关。各级卫生计生行政部门按照相关规定,适时向社会和有关部门通报、反馈卫生计生监督统计分析信息,动员广大群众积极参与,可以起到推动卫生计生监督工作、深化政务公开举措、保障社会和谐健康发展的作用。

二、卫生计生监督信息报告管理

卫生计生监督信息报告是卫生计生监督工作的重要内容,是卫生计生行政部门的基本职能,各级卫生计生行政部门应当加强信息报告的组织领导和监督管理,各级卫生计生监督机构应当认真组织落实,做好卫生计生监督信息报告工作。卫生计生监督信息报告遵循依法报告、统一标准、准确及时、分级负责、属地管理的原则。

(一)职责

国家卫生计生行政部门负责统筹规划全国卫生计生监督的信息报告工作,制定信息报告的范围、内容、信息标准和方式,建立健全全国卫生计生监督信息报告管理制度。县级以上地方卫生计生行政部门负责建立健全辖区内卫生计生监督信息报告管理制度,组织实施信息报告系统建设,协调落实卫生计生监督信息报告工作,对卫生计生监督信息报告工作开展监督检查和考核评估。

国家卫生计生委监督中心负责为卫生计生监督信息报告系统正常运行提供保障条件;负责全国卫生计生监督信息报告的业务管理和培训指导;负责

全国卫生计生监督信息的收集、报告、汇总、分析和反馈。地方各级卫生计生监督机构负责辖区内卫生计生监督信息报告的业务管理和培训指导；负责辖区内卫生计生监督信息的收集、报告、汇总、分析和反馈；负责本级相关系统的运行维护和数据安全。

（二）信息报告

各级卫生计生行政部门和卫生计生监督机构为卫生计生监督信息的责任报告单位，依据职责分工和管辖范围，承担相应卫生计生监督信息报告任务。

监督员是信息报告的责任报告人，负责相关卫生计生监督信息的收集报告工作。各级卫生计生监督机构应当设置专职的报告管理员和系统管理员。报告管理员负责卫生计生监督信息报告的质量控制工作；系统管理员负责本级卫生计生监督信息报告工作所需软硬件环境的运行维护、安全管理和用户权限管理。

卫生计生监督机构的各专业部门是信息报告的责任审核部门。省级卫生计生监督机构的各专业部门应对本级和下级卫生计生监督机构的报告人进行专业指导，保证本专业信息报告填报口径一致、符合信息报告要求。

卫生计生监督信息报告采用网络报告方式，可通过全国统一的卫生计生监督信息报告系统报告，也可通过卫生计生监督日常业务系统报告。自建卫生计生监督日常业务系统的省份应当遵循相应国家卫生计生监督信息标准规范和交换机制，与国家卫生计生监督数据资源中心进行交换完成信息报告工作。

（三）信息利用和管理

各级卫生计生行政部门和监督机构应当及时开展卫生计生监督信息的统计分析，将分析结果向上级卫生计生监督机构及同级卫生计生行政部门报告，并向下一级卫生计生监督机构反馈。统计分析结果报告每季度不少于一次。各级卫生计生行政部门应当定期向社会公众发布卫生计生监督工作信息。卫生计生监督信息的发布按国家卫生计生部门相关规定执行。各级卫生计生行政部门应当建立健全卫生计生监督信息查询、使用制度。涉及卫生计生监督信息报告的原始资料应当纳入卫生计生监督档案管理，由卫生计生监督机构负责保管。卫生计生监督数据按照国家有关规定纳入档案管理。

（四）信息安全

各级卫生计生行政部门和监督机构应当按照国家信息安全等级保护制度的要求，加强卫生计生监督信息报告系统信息安全保障体系建设，制定信息安全管理制度、操作规程和技术规范，保障卫生计生监督信息报告系统的信息安全。各级卫生计生监督机构负责本级信息报告系统的实名身份账户设置和授权控制，做到其行为可管理、可控制、可追溯。信息报告系统使用人员不得转让或泄露信息报告系统操作账号和密码。信息报告系统使用人员发现账号、密码已泄露或被盗用时,应当立即采取措施,更改密码,同时向同级卫生计生行政部门和上级卫生计生监督机构报告。列入保密范围的卫生计生监督信息,应当按照国家涉密信息管理的要求进行分级保护。

（五）考核评估

各级卫生计生行政部门应当建立卫生计生监督信息报告工作考核工作制度,定期对同级卫生计生监督机构和下级卫生计生行政部门的卫生计生监督信息报告工作进行考核评估,并将考核评估内容和结果纳入卫生计生监督机构绩效考核范围。各级卫生计生行政部门应当建立卫生计生监督信息报告工作情况通报制度,国家卫生计生部门每年至少通报一次,省级卫生计生行政部门每半年至少通报一次。各级卫生计生行政部门根据考核结果,对成绩突出的单位和个人应当予以表彰和奖励,对发现的问题责令限期改正。各级卫生计生监督机构应当定期对本机构的卫生计生监督信息报告工作进行检查,并将检查情况纳入对卫生计生监督人员的考核内容。

（六）保障措施

各级卫生计生行政部门应当加强对卫生计生监督信息报告工作的领导,建立卫生计生监督信息报告工作运行机制和保障机制,将卫生计生监督信息系统建设纳入卫生计生信息化建设统筹规划,整合资源,加大投入,充实力量。各级卫生计生监督机构应当设置专门部门负责卫生计生监督信息报告管理工作,配备开展卫生计生监督信息报告工作所需的人员和设备,提供必要的工作条件和工作经费。各级卫生计生监督机构应当加强卫生计生监督信息报告培训工作,提高卫生计生监督信息报告管理水平,确保信息报告质量。

卫生计生监督信息报告内容包括《全国卫生计生监督调查制度》规定的报告卡及由国家卫生计生行政部门确定的其他相关信息。省级以上卫生计生行政部门可根据本地卫生计生监督工作需要适当增加相应的信息报告内容,增加的内容应向省级统计部门备案。

第二节　卫生计生监督信息报告系统简介

国家级卫生计生监督信息系统建设项目于 2009 年 2 月正式启动,明确了"以卫生计生监督信息报告系统为根本和基础,以卫生计生监督业务系统全面应用为核心和目标,构建"两级平台为核心,覆盖四个层级的业务应用"的全国卫生计生监督信息体系架构。即以国家级和省级卫生计生监督信息平台建设为核心,覆盖国家、省、地市、区县的卫生计生监督业务应用。通过逐步建立起的全国卫生计生监督信息系统,为管理相对人和社会公众提供高效、安全、可及的现代化公共卫生服务,为各级卫生计生监督机构和人员提供信息管理和服务新模式,为各级卫生计生行政部门和管理者提供科学决策的依据。

国家级卫生计生监督信息系统由卫生计生监督信息报告系统和卫生计生监督日常业务系统组成。其中卫生计生监督信息报告系统是核心和主干,是卫生计生监督信息报告、数据库建设和数据共享的关键,是全面掌握卫生计生监督信息资源的重要手段。卫生计生监督信息报告方式是采集全国卫生计生监督业务信息的一种最基本方式;卫生信息报告突出了"个案报告"的特点,全面采集全国卫生计生监督业务信息,涵盖建设项目信息、被监督单位信息、卫生计生监督检查信息、案件查处信息、监督业务统计信息、监督机构人员信息等内容。

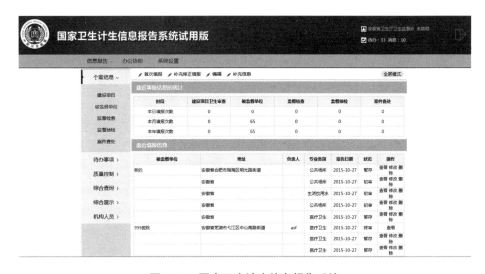

图 10-1　国家卫生计生信息报告系统

第三节　卫生计生监督档案管理

一、卫生计生监督档案管理的目的和意义

卫生计生监督档案,是指各级卫生计生行政部门和监督机构在卫生计生监督检查、卫生计生行政许可、卫生计生行政处罚、卫生计生宣教、科研培训及党政管理等活动中直接形成的,对国家和社会、本单位工作具有查考、利用保存价值的文字、图表、声像等各种载体、各种门类的历史记录。

卫生计生监督的档案工作是卫生计生监督工作的重要组成部分,是提高

卫生计生监督工作质量和科学管理水平、加强规范化建设的必备条件。做好卫生计生监督档案工作,主要有几个方面的意义:

（一）为卫生计生监督工作提供指导

卫生计生监督档案可以体现卫生计生监督工作的水平与质量,同时也可为监督员开展卫生计生监督检查提供信息资料,对卫生计生监督工作的具体实施具有指导意义。

（二）为卫生计生监督方向提供参考

通过对卫生计生监督档案信息的分析、对被监督单位进行一定研究、对其设备等基本档案进行评估,可为制定工作计划、明确监督目标及监督支撑提供方向性参考。

（三）为卫生计生行政管理提供依据

卫生计生监督档案是卫生计生行政管理档案的重要组成部分,对卫生计生监督相关内容的分析、统计和评估,可以为卫生计生行政管理服务,卫生计生行政部门制订相应的规划、实施方案以及管理政策和制度提供决策依据。

二、卫生计生监督档案管理

（一）卫生计生监督档案管理依据

各地卫生计生监督机构在卫生计生监督档案管理工作上应当依照《中华人民共和国档案法》《中华人民共和国档案法实施办法》和《机关文件材料归档范围和文书档案保管期限规定》（国家档案局8号令）以及各地地方性规定,结合自身实际制定本系统（部门）的卫生计生档案管理制度。

（二）卫生计生监督档案管理内容

《中华人民共和国档案法》第二条规定:本法所称的档案,是指过去和现在的国家机构、社会组织以及个人从事政治、军事、经济、科学、技术、文化、宗教等活动直接形成的对国家和社会有保存价值的各种文字、图表、声像等不同形式的历史记录。

《机关文件材料归档范围和文书档案保管期限规定》（国家档案局8号令）（以下简称规定）中对需要归档的材料有了更加具体的规定,《规定》第二条:本规定中的机关文件材料是指机关在其工作活动过程中形成的各种门类和载体的历史记录;第三条:机关文件材料归档范围是:①反映本机关主要职能活动和基本历史面貌的,对本机关工作、国家建设和历史研究具有利用价值的文件材料;②机关工作活动中形成的在维护国家、集体和公民权益等方面具有凭证价值的文件材料;③本机关需要贯彻执行的上级机关、同级机关的文件材料;下级机关报送的重要文件材料;④其他对本机关工作具有查考价值的文件材料。

就卫生计生监督档案而言,应至少包含:①依法行政材料:包括卫生计生监督法规、标准、技术管理规范等；②预防性卫生计生监督材料：包括许可审批、复验材料，新、改、扩项目审查材料等；③年度监督监测材料：包括监测记录、监督监测总结、分析报告等；④行政处罚材料：包括监督记录、检验报告、会议记录、处罚决定书、结案单、送达回执等；⑤专题调查材料：包括调查设计、调查报告、统计汇总等；⑥工作材料：包括年度及各项业务工作计划、检查记录、总结，监督监测报表等；⑦基建材料，如单位曾进行过基础建设，应包括项目立项、建设、验收等。

各门类档案整理应按下述标准的有效版本执行：

文书档案整理标准按《归档文件整理规则》（DA/T 22—2015）执行；科技档案（科研档案、基本建设档案、设备档案）整理标准按《科学技术档案案卷构成的一般要求》（GB/T 11822—2008）执行；照片档案整理标准按《照片档案管理规范》（GB/T 11821—2002）执行；会计档案整理标准按会计档案管理相关规定执行；电子文件整理按《电子文件归档与管理规范》（GB/T 18894—2002）执行；卫生计生行政处罚档案整理按卫生计生行政部门卫生计生行政处罚档案管理有关要求执行。

（三）卫生计生监督档案管理职责

《中华人民共和国档案法》第七条规定：机关、团体、企业事业单位和其他组织的档案机构或者档案工作人员，负责保管本单位的档案，并对所属机构的档案工作实行监督和指导。

《中华人民共和国档案法实施办法》第九条规定：机关、团体、企业事业单位和其他组织的档案机构依照《档案法》第七条的规定，履行下列职责：①贯彻执行有关法律、法规和国家有关方针政策，建立、健全本单位的档案工作规章制度；②指导本单位文件、资料的形成、积累和归档工作；③统一管理本单位的档案，并按照规定向有关档案馆移交档案；④监督、指导所属机构的档案工作。

《机关文件材料归档范围和文书档案保管期限规定》（国家档案局8号令）第五条规定：凡属机关归档范围的文件材料，必须按有关规定向本机关负责档案工作的部门移交，实行集中统一管理，任何个人不得据为己有或拒绝归档。

各级卫生计生监督机构应当严格按照法律法规和规章的相关规定，履行档案管理职责。

（四）卫生计生监督档案管理范围

《中华人民共和国档案法实施办法》第四条规定：国务院各部门经国家档案局同意，省、自治区、直辖市人民政府各部门经本级人民政府档案行政管理部门同意，可以制定本系统专业档案的具体管理制度和办法。

《机关文件材料归档范围和文书档案保管期限规定》第十二条规定：各机关应根据本规定，结合本机关职能和各部门工作实际，编制本机关的文件材料归档范围和文书档案保管期限表，经同级档案行政管理部门审查同意后执行。

如有相关卫生计生监督档案规定，应遵照规定进行档案管理，如无相关规定，应当按照上述法律、法规和规章的要求来进行卫生计生档案管理工作。

（五）卫生计生监督档案管理期限

目前我国尚未制定统一的卫生计生监督档案管理保存期限。

《中华人民共和国档案法》第十九条第一款规定：国家档案馆保管的档案，一般应当自形成之日起满30年向社会开放。经济、科学、技术、文化等类档案向社会开放的期限，可以少于30年，涉及国家安全或者重大利益以及其他到期不宜开放的档案向社会开放的期限，可以多于30年，具体期限由国家档案行政管理部门制订，报国务院批准施行。

《机关文件材料归档范围和文书档案保管期限规定》第五条规定：凡属机关归档范围的文件材料，必须按有关规定向本机关负责档案工作的部门移交，实行集中统一管理，任何个人不得据为己有或拒绝归档。第六条规定：机关文书档案的保管期限定为永久、定期两种；定期一般分为30年、10年。第七条规定：永久保管的文书档案主要包括：①本机关制定的法规政策性文件材料；②本机关召开重要会议、举办重大活动等形成的主要文件材料；③本机关主要职能活动中形成的重要业务文件材料；④本机关关于重要问题的请示与上级机关的批复、批示，重要的报告、总结、综合统计报表等；⑤本机关机构演变、人事任免等文件材料；⑥本机关房屋买卖、土地征用，重要的合同协议、资产登记等凭证性文件材料；⑦上级机关制发的属于本机关主管业务的重要文件材料；⑧同级机关、下级机关关于重要业务问题的来函、请示与本机关的复函、批复等文件材料。第八条规定：定期保管的文书档案主要包括：①本机关职能活动中形成的一般性业务文件材料；②本机关召开会议、举办活动等形成的一般性文件材料；③本机关人事管理工作形成的一般性文件材料；④本机关一般性事务管理文件材料；⑤本机关关于一般性问题的请示与上级机关的批复、批示，一般性工作报告、总结、统计报表等；⑥上级机关制发的属于本机关主管业务的一般性文件材料；⑦上级机关和同级机关制发的非本机关主管业务但要贯彻执行的文件材料；⑧同级机关、下级机关关于一般性业务问题的来函、请示与本机关的复函、批复等文件材料；⑨下级机关报送的年度或年度以上计划、总结、统计、重要专题报告等文件材料。

各级卫生计生监督机构应当严格按照上述规定和本部门相关具体规定和要求进行档案管理。

（六）卫生计生监督档案管理责任

档案管理是关乎一个单位、一个部门的业绩和管理水平的重要尺度，对研究本行业科学发展提供了第一手的资料，是进行科学分析、扬长避短、制定发展方向的好教材。所以，档案管理责任重大，相关法律、法规也对管理档案过程中的违法行为进行了规制。

《中华人民共和国档案法》第二十四条规定：下列行为之一的，由县级以上人民政府档案行政管理部门、有关主管部门对直接负责的主管人员或者其他直接责任人员依法给予行政处分；构成犯罪的，依法追究刑事责任：①损毁、丢失属于国家所有的档案的；②擅自提供、抄录、公布、销毁属于国家所有的档案的；③涂改、伪造档案的；④违反本法第十七条规定，擅自出卖或者转让属于国家所有的档案的；⑤将档案卖给、赠送给外国人或者外国组织的；⑥违反本法第十条、第十一条规定，不按规定归档或者不按期移交档案的；⑦明知所保存的档案面临危险而不采取措施，造成档案损失的；⑧档案工作人员玩忽职守，造成档案损失的。

在利用档案馆的档案时，有前款第一项、第二项、第三项违法行为的，由县级以上人民政府档案行政管理部门给予警告，可以并处罚款；造成损失的，责令赔偿损失。

企业事业组织或者个人有第一款第四项、第五项违法行为的，由县级以上人民政府档案行政管理部门给予警告，可以并处罚款；有违法所得的，没收违法所得；并可以依照本法第十六条的规定征购所出卖或者赠送的档案。

《中华人民共和国档案法实施办法》第二十六条规定：有下列行为之一的，由县级以上人民政府档案行政管理部门责令限期改正；情节严重的，对直接负责的主管人员或者其他直接责任人员依法给予行政处分：①将公务活动中形成的应当归档的文件、资料据为己有，拒绝交档案机构、档案工作人员归档的；②拒不按照国家规定向国家档案馆移交档案的；③违反国家规定擅自扩大或者缩小档案接收范围的；④不按照国家规定开放档案的；⑤明知所保存的档案面临危险而不采取措施，造成档案损失的；⑥档案工作人员、对档案工作负有领导责任的人员玩忽职守，造成档案损失的。第二十七条规定：《档案法》第二十四条第二款、第三款规定的罚款数额，根据有关档案的价值和数量，对单位为1万元以上10万元以下，对个人为500元以上5000元以下。第二十八条规定：违反《档案法》和本办法，造成档案损失的，由县级以上人民政府档案行政管理部门、有关主管部门根据损失档案的价值，责令赔偿损失。

第十一章

重大事件的卫生计生监督

第一节　重大活动卫生计生监督保障

一、重大活动卫生计生监督保障的相关概念

重大活动，是指具有特定规模的政治、经济、文化、体育及其他重大社会活动。本文所称重大活动，是指根据当地政府或上级部门要求，需要卫生计生监督保障的具有特定规模的政治、经济、文化、体育及其他重大社会活动。

重大活动保障是指重大活动相关单位及其上级主管部门在重大活动中履行卫生计生法律、法规和规章所规定的义务，并转化为具体服务行为的经营管理活动，从而保障重大活动参加者的生命、财产、权益等不受侵犯。保障工作的第一责任人是相关单位及其上级主管部门；作为责任人需要严格执行法律、法规、规章及标准规范的要求，落实卫生计生行政部门的监督指导意见，负责完成各项卫生计生保障工作。

重大活动卫生计生监督保障是指卫生计生行政部门为保护重大活动参与者的健康，根据法律、法规、规章及标准规范的要求，对包括接待单位在内的相关单位及其上级主管部门执行法律、法规和规章的行为追究法律责任的卫生计生行政管理活动；通过执法活动规范相关单位及其上级主管部门的经营服务行为，完成保障工作目标。卫生计生监督机构根据卫生计生行政部门的要求和方案具体实施监督保障。

二、重大活动卫生计生监督保障职责

卫生计生监督保障应该遵循科学合理、全面掌控、动态监测、分类监管、分级预警和快速响应的原则。

（一）卫生计生行政部门职责

对卫生计生保障工作实行统一领导与指挥，加强对各项工作的督导，促

使监督保障措施全面落实,依据分级管理原则,结合辖区实际情况,对辖区内保障工作实施领导与控制,体现"条抓块管、以块为主、条块结合"的工作责任制。对承担重大活动卫生计生监督保障工作的卫生计生监督机构提出具体实施要求,组织协调与重大活动主(承)办单位等相关部门的关系,负责重大活动卫生计生监督保障工作的信息发布和情况通报,及时掌握工作动态和协调解决有关问题,负责重大活动期间突发事件的报告和组织调查处理工作。

(二)卫生计生监督机构的职责

根据重大活动特点和具体情况,按照卫生计生行政部门制定的保障工作计划和方案,制定实施方案和突发事件处理预案,执行和落实重大活动卫生计生监督保障工作实施方案,做好相关单位及其上级主管部门等的卫生计生法律、法规和规章等的宣传培训,实施对参与保障工作的监督员的培训,对相关单位进行监督采样和抽检;必要时,派员进驻接待单位,参与突发事件的现场调查处理工作,负责收集、整理和上报卫生计生监督保障工作信息。

(三)重大活动主(承)办单位职责

作为重大活动的主办单位,应向卫生计生行政部门提供重大活动的背景,并商讨、确定保障工作内容和要求,选择符合卫生规范、要求,并具有与接待任务、规模相适应的单位作为接待单位,为卫生计生监督保障人员提供必要的工作条件和设备。

(四)相关单位及其上级主管部门的职责

应建立领导责任制及分工负责的组织管理体系,健全和完善相关工作规范和卫生管理制度,确保卫生安全,建立和完善从业人员的工作责任制,严格按规定的工作规范和卫生要求做好各项工作,执行规定的相关事项报告制度,严格执行卫生技术标准和卫生规范,保证符合卫生标准,落实从业人员的健康检查和培训工作,认真落实卫生计生行政部门和监督机构在现场监督保障过程中提出的要求和整改措施,确保各个具体环节和细节的万无一失。

三、重大活动卫生计生监督保障的实施

卫生计生监督保障具体实施一般分4个阶段:准备阶段、移入阶段、保障阶段和总结阶段。

(一)准备阶段

在准备阶段,要完成相关文件的制订,包括重大活动卫生计生监督保障实施方案、重大活动卫生计生突发事件应急预案、卫生计生监督保障培训材

料等;其次要做好基础信息的收集,这些信息包括了重大活动内容、特点、相关单位及其上级主管部门的基础信息资料等;还应做好人员准备,包括组建卫生计生监督保障工作队伍,建立专家库,准备好必要的仪器设备和试剂,制订标准检测程序和参与保障人员的操作培训。对监督员要培训卫生计生法律、法规、标准和规范,现场快速检验设备的使用,提高监督员的甄别和应变能力,及时准确判断卫生状况和保障工作关键环节。对相关单位及其上级主管部门的负责人和管理人员也要开展培训,重点针对卫生计生法律、法规、标准和规范,明确保障工作目标和要求,增强责任意识,建立和畅通信息渠道。

在准备阶段还要进行应急演练,应急演练的目的是对重大活动期间参与者投诉或突发事件进行预演。演练方式可以是实战演练,也可以是桌面推演。演练内容包括事件报告、现场调查、现场检测、事件判断、事件处置和事件总结。演练可以模拟重大活动期间参与者反映的情况,演练从事件出现、报告、接报、核实、现场调查、现场处置、事件判断、上报到最后总结的全部过程,主要锻炼应急反应速度、信息传报速度、现场处置能力(取证、行政措施、采样、快速检测)、事件判断能力、指挥系统有效性、物资准备程度等。

在准备阶段,还需要对相关单位开展监督监测,对可能存在的全部风险隐患进行排查,及时发现问题并提出监督整改意见。除了以上的工作外,准备阶段还可能涉及的工作包括对重大活动中相关项目实施预防性审核和竣工验收。

(二)移入阶段

移入阶段,是在重大活动开始前的一段时间对保障准备工作进一步巩固完善,做好各项准备。在移入阶段,主要的工作包括隐患排除、应急演练、服务指导、专项培训和其他工作。隐患排除就是在准备阶段的基础上,对相关单位实施强化监督,排除准备阶段全面监督中发现的卫生隐患,力求万无一失,这也是移入阶段的最主要的工作内容。这一阶段的应急演练根据保障实际情况和突发事件应急预案有针对性地开展,确保流程清晰、要求明确。服务指导是进一步加强对相关单位的指导服务和培训,确保其进一步明确保障要求,提高自身管理水平。专项培训就是根据保障的实际情况,对监督员开展专项培训。其他的工作,如有在线监测的,移入期内需完成在线监测设备校核、信息传输和监测系统试运行。

(三)保障阶段

保障阶段是重大活动卫生计生监督保障的重要阶段。第一,如果重大活动有专门的驻点要求,驻点的监督员就要按照重点活动主(承)办方的统一安排,提前进驻相关场所。驻点监督员在进入相关场所后,要尽快对相关场所进行全面了解,掌握该场所的卫生基本情况;第二,开展卫生计生监督,包括驻点监督、重大活动相关参与单位的监督和辖区内的相关监督检查。除了卫生计生监督外,保障阶段还要高度警惕突发事件,一旦发生,应根据预案要求及时汇报,并积极采取相应控制措施。

(四)总结阶段

保障任务结束应进行总结,包括梳理保障工作经验,形成研究报告或评估报告,为今后重大活动卫生计生监督保障工作提供经验和参考。

四、保障基本措施

(一)人员保障

组建卫生计生监督保障和应急处置队伍,配备相关专业的卫生监督员。有针对性组织开展监督保障人员生活饮用水、公共场所、放射卫生和传染病防控等专业的培训工作;组织生活饮用水、公共场所健康危害事故以及放射卫生等专业突发事件应急处置演练,提高卫生监督重大活动保障能力;完善卫生计生监督保障队伍现场巡查机制,定期开展对接待单位的卫生监督巡查;完善卫生监督应急处置机制,建立 24 小时值班制度,保持通讯畅通,确保应急处置工作能够快速启动,及时、有效处置突发事件。

(二)设备保障

配备公共场所空气质量、生活饮用水水质、游泳池水质及放射防护等方面必要的现场快速检测仪器设备、突发事件调查处理现场取证工具,以及通讯工具和现场应急处置车辆等。在配备必要设备的同时,要加强对仪器设备的维护,准备和试运行期间每周巡检一次,保障期间每日巡检一次,确保仪器设备处于良好状态,随时可以投入使用。

(三)技术保障

成立卫生计生监督保障专家组,对保障工作方案和措施的落实提出建议,对重大活动筹备和活动期间特殊、重大公共场所、饮用水卫生及医疗机构放射防护和传染病防控等问题提供咨询建议和技术指导。

(四)经费保障

根据承担的保障任务和工作内容,估算需要完成的监督检查、监督抽检及在线监测等工作,及需要购买的仪器设备及耗材,并向卫生计生行政部门申请经费,满足现场快速检测、采样送检、卫生计生监督检查、宣传培训、应急演练等工作的需要。

重大活动卫生计生监督保障的具体内容请参见各专业教材。

第二节　突发事件卫生监督应急处置

一、概述

卫生监督应急处置的突发事件指突然发生,造成或可能造成社会公众严重损害的重大传染病疫情、群体性不明原因疾病、重大食物和职业中毒以及其他严重影响公众健康的事件。

卫生计生监督机构依据《中华人民共和国突发事件应对法》《中华人民共和国传染病防治法》《突发公共卫生事件应急条例》等法律法规要求,及时控制和最大程度地消除突发事件及其危害,保障公众身心健康与生命安全,维护正常的社会公共秩序。

二、处置原则

1. 制定预案,常备不懈　提高各级卫生计生监督机构对突发事件的防范意识,制定各专业领域内的应急处置预案,做好人员、技术、物资和设备的应急储备工作。

2. 统一领导,分级负责　根据突发事件的范围、性质和危害程度,对突发事件实行分级管理。各级卫生计生监督机构应按照预案规定,在各自的职责范围内做好突发事件应急处置工作。

3. 依法规范,措施果断　各级卫生计生监督机构要按照相关法律法规的规定,完善突发事件应急体系,对突发事件作出快速响应,及时有效开展现场处置、监督检查、信息报告和状况评估等工作。

4. 依靠科学,加强合作　突发事件应急工作要充分尊重和依靠科学,要重视开展应对突发事件的研究和培训,为突发事件应急处置提供科技保障。要与各相关单位通力合作、资源共享,及时高效地做好各类突发事件的应对工作。

三、卫生计生监督应急工作职责

1. 在卫生计生行政部门的领导下,开展对医疗机构、疾病预防控制机构突发事件应急处理各项措施落实情况的督导、检查。

2. 围绕突发事件应急处置工作,开展生活饮用水及健康相关产品,环境卫生、职业卫生、放射卫生、传染病防治等的卫生监督执法。

3. 协助卫生计生行政部门依据《突发公共卫生事件应急条例》和有关法律法规,调查处置突发事件。

4.在卫生计生行政部门领导下,依据有关法律法规,调查处置医疗事件引发的社会公共事件。

四、突发事件卫生计生监督应急处置组织体系

围绕突发事件卫生监督应急处置工作,卫生计生监督机构应当建立由指挥决策组、应急办公室(日常管理组)、专业处置组以及专家咨询组等组成的卫生监督应急管理体系,并明确各组工作职责:

1.指挥决策组　各级卫生计生监督机构依照职责,在卫生计生行政部门领导下,成立突发事件卫生监督应急指挥决策组。指挥决策组由单位主要领导及相关科室负责人组成,按照属地管理的原则,切实做好本行政区域内突发事件卫生监督应急处置工作。

2.应急办公室(日常管理组)　各级卫生计生监督机构可参照卫生计生行政部门突发事件日常管理机构的设置及职责,结合各自实际情况,成立卫生计生监督应急办公室作为突发事件的日常管理机构。应急办公室根据指挥决策组的要求全面负责本行政区域内突发事件应急处置的协调和管理工作,做好各方应急信息的汇总上报,以及各项指令的上传下达。

3.专业处置组　各级卫生计生监督机构要结合本单位职责成立相应的专业处置组,对相关应急处置人员开展处理突发事件能力培训,做好应急物资的储备和维护,提高快速应对能力和技术水平;在发生突发事件时,要服从指挥决策组的统一指挥和安排,及时赶赴现场开展应急处置,并做好现场信息的反馈和报送工作。

4.专家咨询组　各级卫生计生监督机构根据本行政区域内突发事件应急工作需要,组建突发事件应急处置专家咨询组。

五、卫生计生监督处置流程与要求

1.前期准备　前期准备的主要内容包括:

(1)各级卫生计生监督机构要根据突发事件的类别和专业技术规范要求,按照专业和职能分工,制定本单位的应急工作方案并认真组织实施,切实做好辖区内各重点传染病疫情、群体性原因不明疾病以及其他影响公众健康事件及其相关因素的信息监测工作;做好各种突发事件应急处置所需物资的准备,包括现场快速检测仪器、个人防护用品、采样器材、检测试剂等,准备的物资应充足适用,性能良好;应急车辆和重要仪器设备定期维护保养,随时处于完好状态,保证应急使用。

(2)各单位要结合自身工作实际,组织开展突发事件应急处置相关法律法规、专业理论知识、工作程序、技术规程、操作技能的培训,现场与岗位演练,

不断提高全体应急处置人员的应急处置素质与能力。

2. 应急响应　应急响应的主要内容包括：

（1）各级卫生计生监督机构实行 24 小时轮值制度，确保每天有专人负责舆情监测以及突发事件的接报和报告工作。各单位负责人、中层以上干部及应急处置人员 24 小时保持通讯工具的畅通，服从指挥决策组统一指挥与安排，随叫随到。

（2）轮值人员接报后应根据要求做好记录，并立即将相关情况向指挥决策组和应急办公室报告，指挥决策组根据预案确定突发事件等级，启动应急处置程序并派出专业处置组进行现场处置。

3. 现场处置　现场处置的主要内容包括：

（1）专业处置组抵达后立即对现场情况进行核查，携带相关设备即时开展调查取证、现场检测和采样送检等工作，确定事件发生原因、影响范围和受害人数，并根据核查结果提出处置措施。

（2）对肇事单位或个人在操作或处置过程中是否存在违法违规行为进行监督检查，制作询问笔录，收集与案件有关的其他证据。根据监督检查情况，依法启动行政处罚程序或采取相关行政控制措施，需要卫生计生行政部门或地方人民政府提出控制措施的，应及时向上级卫生计生行政部门提出建议，防止事态扩大蔓延。

（3）所有参与突发事件现场处置的工作人员必须严格遵守工作纪律和操作规程，认真落实个人防护措施，服从指挥调配，做好保密工作，严禁擅自向社会公众和媒体泄露或公布事件进展情况。

4. 信息报送　信息报送的主要内容包括：

（1）各级卫生计生监督机构获得突发事件信息后，应根据要求做好记录，在规定时间内按照预案流程向上级卫生计生行政部门报告，并通报相关专业技术机构。

（2）报告类型分为 3 类，即初次报告、进程报告和终结报告：

初次报告：卫生计生监督机构接报后，应在 2 小时内以电话、网络或传真等方式完成初次报告的报送工作，包括事件发生地点、发生时间、发病人数、死亡人数、主要病症、可能原因、已采取措施、初步判定事件级别、事件发展趋势、下一步应对措施、报告单位、报告人员及通讯方式等。

进程报告：应急处置人员抵达现场后，应根据调查和处置情况，及时作出进程报告；特别重大的突发事件必须按上级卫生计生行政部门要求，增加进程报告频次。报告内容包括势态评估、处置进程、控制措施等，同时对初次报告内容进行补充和修正。

终结报告：突发事件处置结束后，应作出终结报告。在上级卫生计生行政部门确认事件终止后2周内,对事件的发生和处理情况进行总结,分析其原因和影响因素,并对今后类似事件的防范和处置提出建议。

5. 反应终止　当事件发生地及附近区域内无续发病例或继发污染、泄漏,或达到流行病学、卫生学技术规范要求,符合法定的预防控制要求时,卫生计生监督机构可提出解除相应控制措施的建议,按规定程序依法报批并获批准后施行。

6. 后期评估　突发事件结束后,卫生计生监督机构应组织有关人员对本次突发事件的处理情况进行综合评估,撰写评估报告,内容包括事态发展、现场调查与处置、所采取措施的效果评价、应急处理过程中存在的问题和改进建议,事件造成的社会影响等。评估报告应报送上级卫生计生行政部门。

7. 资料归档　突发事件应急处置档案指卫生计生监督机构从突发事件接报至完成后期评估期间,所有具有可溯源性及保存价值的各种载体的文件材料(包括文字、照片、录音、录像、电子文件、实物等)及有关资料。

归档内容:①突发事件接报记录;②与上级机关、其他单位或部门关于应急处置工作的报告、请示、批复、来往函件等;③发布的与应急处置有关的媒体、网络等信息;④重要会议材料;⑤检测报告原始记录;⑥卫生监督执法文书等。

归档要求:资料内容翔实,信息真实,能客观反映工作开展情况。

卫生计生监督机构应急处置基本流程见图11-1。

六、卫生计生监督应急保障要求

各级卫生计生监督机构要明确职能,落实责任,建立功能完善、反应迅速、运转协调的突发事件应急机制,进一步加强卫生行政执法队伍建设,规范监督执法行为,做好突发事件中应急处置人员、物资、信息等保障工作。

(一)人员保障

要组建"统一管理,平战结合"的突发事件应急处置队伍,明确各专业条线负责人及一、二线应急处置人员名单,对应急处置人员实行资格准入和在岗培训制度,全面提高调查取证、现场检测、监督执法等应急处置能力。

(二)物资保障

要做好现场快速检测设备、应急用诊断试剂、消毒灭菌药械、个人防护用品等应急物资和仪器设备的储备工作,配备固定的应急指挥车辆,确保突发事件应急处理工作的顺利开展。

(三)信息保障

要建立健全覆盖城乡、灵敏高效、快速畅通的信息报送网络。加强与有关单位、行业协会和相关部门的沟通交流,建立信息共享机制,确保应急联络畅通无阻。

卫生计生监督应急保障的具体要求参见各专业教材。

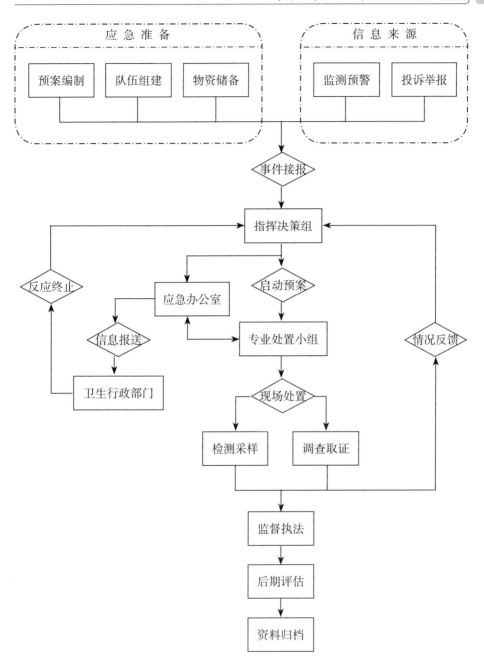

图 11-1　突发事件卫生监督应急处置基本流程